I0047415

Simplice D. Amagbegnon H.

Financement et accès des populations aux soins de santé: Cas de AMASCO

Simplice D. Amagbegnon H.

Financement et accès des populations aux soins de santé: Cas de AMASCO

Financement et accès des populations pauvres à un dispositif de prise en charge sanitaire

Éditions universitaires européennes

Impressum / Mentions légales
Bibliografische Information der Deutschen Nationalbibliothek: Die Deutsche Nationalbibliothek verzeichnet diese Publikation in der Deutschen Nationalbibliografie; detaillierte bibliografische Daten sind im Internet über http://dnb.d-nb.de abrufbar.
Alle in diesem Buch genannten Marken und Produktnamen unterliegen warenzeichen-, marken- oder patentrechtlichem Schutz bzw. sind Warenzeichen oder eingetragene Warenzeichen der jeweiligen Inhaber. Die Wiedergabe von Marken, Produktnamen, Gebrauchsnamen, Handelsnamen, Warenbezeichnungen u.s.w. in diesem Werk berechtigt auch ohne besondere Kennzeichnung nicht zu der Annahme, dass solche Namen im Sinne der Warenzeichen- und Markenschutzgesetzgebung als frei zu betrachten wären und daher von jedermann benutzt werden dürften.

Information bibliographique publiée par la Deutsche Nationalbibliothek: La Deutsche Nationalbibliothek inscrit cette publication à la Deutsche Nationalbibliografie; des données bibliographiques détaillées sont disponibles sur internet à l'adresse http://dnb.d-nb.de.
Toutes marques et noms de produits mentionnés dans ce livre demeurent sous la protection des marques, des marques déposées et des brevets, et sont des marques ou des marques déposées de leurs détenteurs respectifs. L'utilisation des marques, noms de produits, noms communs, noms commerciaux, descriptions de produits, etc, même sans qu'ils soient mentionnés de façon particulière dans ce livre ne signifie en aucune façon que ces noms peuvent être utilisés sans restriction à l'égard de la législation pour la protection des marques et des marques déposées et pourraient donc être utilisés par quiconque.

Coverbild / Photo de couverture: www.ingimage.com

Verlag / Editeur:
Éditions universitaires européennes
ist ein Imprint der / est une marque déposée de
OmniScriptum GmbH & Co. KG
Bahnhofstraße 28, 66111 Saarbrücken, Deutschland / Allemagne
Email: info@editions-ue.com

Herstellung: siehe letzte Seite /
Impression: voir la dernière page
ISBN: 978-613-1-58175-5

Copyright / Droit d'auteur © 2011 OmniScriptum GmbH & Co. KG
Alle Rechte vorbehalten. / Tous droits réservés. Saarbrücken 2011

SOMMAIRE

Introduction

1. **Cadre Institutionnel**

2. **Cadre théorique et méthodologie de l'étude**

3. **Présentation et analyse des résultats**

   3.1 Analyse des principaux problèmes de santé dans la zone d'intervention du projet

3.2. Analyse de la cohérence des activités du projet AMASCO

par rapport aux problèmes sanitaires des bénéficiaires

3.3 Analyse du financement des soins de santé par les AMASCO

3.4. Analyse de l'accessibilité aux soins de santé par les populations

4- Implications des résultats en termes de développement local et de gestion des projets

4-1- Implications des résultats en terme de développement local

4-2- Implications des résultats en terme de gestion des projets

Conclusion

Dédicace

Je dédie cette thèse à :

O Mon feu père, Monsieur AMAGBEGNON Grégoire;

O Ma mère, Madame AMAGBEGNON Sèdami pour m'avoir assisté en tout temps lors des dures épreuves.

Page 4 sur 105

Remerciements

Je tiens à exprimer ma plus vive gratitude aux nombreuses personnes et institutions qui, de diverses manières, ont permis la réalisation de cette thèse. Mes remerciements s'adressent particulièrement à:

- o Yves Bonaventure QUENUM pour son appui et accompagnement technique ;
- o Professeur Théophile Adrien WOTO ;
- o tous les professeurs qui ont contribué à ma formation ;
- o l'équipe de coordination du projet AMASCO ;
- O Monsieur Patrice LOVESSE, Directeur Général du CBDIBA pour avoir été mon guide spirituel et œuvré pour mon évolution intellectuelle et professionnelle ;
- O Mon ami et frère Woto Théophile, pour ses conseils ;
- O Mon frère, Monsieur AMAGBEGNON Vincent, Commandant de police à la retraite ;
- o Ma sœur, AMAGBEGNON Véronique;
- o Monsieur HOUNNONGAN TOGBE GBETINMAFALA, pour sa bénédiction permanente ;
- o Mes collègues de service : Messieurs, LANI-YONOU Sosthène, SONON Blanche, HOUNME Dieudonné, AGOSSOU Camille, etc.
- o l'ensemble de la population des villages cibles et particulièrement les autorités locales;
- o Tous ceux qui, de loin ou de près ont contribué d'une manière ou d'une autre à la réalisation de la présente étude.

Liste des sigles et acronymes

- AMASCO : Association de micro-Assurance pour la Santé Communautaire
- AMASCO : Association de Micro-Assurance pour la Santé Communautaire
- BIT : Bureau International du Travail
- CBDIBA : Centre Béninois pour le Développement des Initiatives à la Base
- CFA : Communauté Financière de l'Afrique
- CIDR : Centre International pour le Développement et la Recherche
- CIT : Conférence International du Travail
- CNHU : Centre National Hospitalier Universitaire
- CNS : Comptes Nationaux de la Santé
- CSA : Centre de Santé d'Arrondissement
- CSBE : Conseil de la Santé et du Bien-Etre
- CSC : Centre de Santé Communal
- DHD : Développement Humain Durable
- EDS : Enquête Démographique de Santé
- FASEG : Faculté des Sciences Economiques et de Gestion
- GF : Groupement de Femmes
- GV : Groupement Villageois
- IDH : Indice de Développement Humain
- INSAE : Institut National de la Statistique et de l'Analyse Economique
- INSPQ : Institut National de Santé Publique
- IPF : Indicateur de Participation de la Femme
- MUSANT : Mutuelle de Sant& pour Tous
- OMD : Objectifs du Millénaire pour le Développement

- OMS : Organisation Mondiale de la Santé
- ONG : Organisation Non Gouvernementale
- PNUD : Programme des Nations Unies pour le Développement
  - SCRP : Stratégie de Croissance pour la Réduction de la Pauvreté
- SEPO : Succès, Echecs, Potentialités et Obstacles
- UNICEF : Organisation des Nations Unies pour l'Enfance
- UVS : Unité Villageoise de Santé

Liste des tableaux

Tableau N°	Titre	Page
1	Hiérarchisation des problématiques des AMASCO	20
2	Description de la zone d'intervention des AMASCO	44
3	Procédure d'échantillonnage	46
4	Répartition des outils de collecte de données suivant la population	48
5	Organisation pratique de la recherche documentaire	49
6	Instruments de vérification des hypothèses	51
7	Situation sanitaire à partir des maladies prises en charge par les AMASCO	52
8	Analyse de l'existence de liens entre activités et besoins sanitaires	57
9	Taux de recouvrement des cotisations	65
10	Proportion des cotisations consacrées aux dépenses médicales	66
11	Ratio « frais de fonctionnement / montant cotisations	68
12	Ratio « cotisations / dépenses médicales + frais de fonctionnement »	69
13	Distance des villages par rapport aux centres de santé	71
14	Prise en charge des malades	74
15	Niveau de satisfaction de la qualité des soins	77
16	Taux de pénétration des AMASCO	78
17	Synthèse de la recherche	86

Liste des graphiques

Graphique N°	Titre	Page
1	Adhérents à jour de leur cotisation	63
2	Distance par rapport au centre de santé	72
3	Personnes prises en charge	75
4	Pénétration des AMASCO	79

Liste des diagrammes

Diagramme N°	Titre	Page
1	Système de fonctionnement des AMASCO	14
2	Liens entre activités et problèmes sanitaires	60

Liste des photos

Diagramme N°	Titre	Page
1	Réunion mensuelle des élus des organes de l'AMASCO d'Azonmè	61
2	L'une des bénéficiaires de Dogohoué prise en charge lors de l'accouchement	80

Résumé

Depuis une vingtaine d'années, plusieurs Organisations Non Gouvernementales béninoises à l'instar du CBDIBA s'investissent dans la promotion de la micro-assurance santé communautaire comme moyen de faire accéder de manière pérenne les couches les plus vulnérables aux soins de santé. Car, la santé est une composante essentielle du développement humain durable.

La présente étude vise à analyser le financement et l'accessibilité des soins de santé à travers le Projet d'Appui aux Associations de Micro-Assurance pour la Santé Communautaire (AMASCO) conduit par le CBDIBA.

L'analyse des résultats montre qu'il existe une cohérence entre les activités du projet et les besoins sanitaires des populations. Quoique cette corrélation ne se manifeste pas avec la même intensité, elle traduit d'une manière globale les aspirations des populations dans le domaine de la prise en charge des soins de santé.

Le taux de recouvrement des cotisations est insuffisant et ne permet pas un financement conséquent et régulier des soins de santé, étant entendu que les cotisations constituent la principale source de financement des soins. Au regard de la disponibilité financière des associations, seulement 13,64% des dépenses médicales sont consacrées aux soins de santé. Ce qui restreint l'accessibilité des soins de santé par les populations. Une accessibilité des soins de santé requiert une utilisation effective des services de santé par les populations, une disponibilité des soins de qualité, un élargissement de la gamme des maladies prises en charge par les AMASCO et une forte adhésion des populations au système.

D'une manière générale, les efforts déployés par ces structures, quoique appréciables ne facilitent pas un financement et un accès de toutes les couches des populations cibles aux soins de santé.

Mots clés : Développement, accès aux soins de santé, financement des soins, micro-assurance santé, Projet, autonomisation, pérennité des soins, dynamique , aspirations communautaires.

INTRODUCTION

Lors de la conférence d'Alma Ata en 1978, l'OMS promettait les soins de santé primaires et lançait son mot d'ordre mobilisateur : « La santé pour tous en l'an 2000 ». A priori, ce mot d'ordre paraît trop ambitieux et très difficile au regard des moyens humains et financiers disponibles et ne sera pas atteint avant trop longtemps (Phillips, 1990). Nul n'aurait en effet la prétention de garantir une santé universelle, tant la maladie, le malheur, le malaise font parties intégrantes de la nature biologique et sociale de l'Homme.

Les effets visant à améliorer l'accès et le financement reposent sur le postulat selon lequel un meilleur accès et un financement des soins de santé conduisent à une utilisation plus appropriée, c'est-à-dire une fréquence et partant un meilleur état de la santé des populations.

Depuis l'accession à l'indépendance des pays africains et en particulier au milieu des années 1970, le Bénin à l'instar des Etats africains a consenti d'importants efforts pour fournir une couverture sanitaire de base à l'ensemble de la population. L'Etat répondait ainsi à l'une de ses vocations premières qui est de protéger la santé individuelle et promouvoir la santé publique (SALEM, 1993). Ces soins visaient l'amélioration des soins préventifs et curatifs.

Mais, avec l'émergence de l'initiative de Bamako dans un contexte de crise des politiques publiques et de plan d'ajustement structurel, les populations auront à faire face au financement de leurs soins de santé. La gratuité des soins pour tous a laissé progressivement place à des systèmes de recouvrement des coûts faisant appel à la contribution des utilisateurs des services de santé. Les systèmes de recouvrement des coûts ont certes contribué à améliorer la disponibilité et la qualité des services de santé mais ils ont rendu l'accès et le financement aux soins plus difficiles pour les personnes disposant de revenus modestes.

Les régimes formels de sécurité sociale n'ont pas pu apporter de solutions à grande échelle à ces difficultés. C'est alors qu'apparurent les systèmes de micro-assurance en Afrique de l'Ouest comme moyen d'améliorer l'accès et le financement des soins de santé des plus démunis. Ils suscitent aujourd'hui un vif intérêt auprès d'une multitude d'acteurs publics et privés. Néanmoins, cette initiative de micro-assurance santé communautaire demeure à l'étape d'expérimentation et rencontre de nombreux obstacles à son expansion. De plus en plus des chercheurs et acteurs de développement s'intéressent aux mécanismes d'accessibilité et de financement des soins de santé mis en place par ces structures de micro-assurance.

C'est le cas du Centre Béninois pour le Développement des initiatives à la Base (CBDIBA) qui accompagne de telles initiatives à travers le Projet d'Appui aux Associations de micro-Assurance pour la Santé Communautaire (AMASCO) conduit dans 9 villages du Sud Bénin. C'est donc un projet qui a fait son chemin et dont les résultats méritent d'être analysés dans une approche scientifique.

C'est dans cette logique que s'inscrit le présent travail portant sur le thème : Contribution des structures de micro-assurance au financement et à l'accès aux soins de santé : cas du Projet d'Appui aux Associations de Micro-assurance de Santé Communautaire (AMASCO)

Dans ce cadre, nous présenterons dans une première partie les cadres théorique et méthodologique de la recherche avant de présenter dans une seconde partie les résultats qui y seront analysés.

1. CADRE INSTITUTIONNEL DE L'ETUDE

1-1-Organisation et fonctionnement du projet AMASCO

Le projet AMASCO est une initiative mise en place par le Centre Béninois pour le Développement des Initiatives à la Base (CBDIBA), une Organisation Non Gouvernementale créée en 1990. L'objectif qui sous-tend la mise en place des AMASCO est de « palier à l'insuffisance des moyens financiers pour la prise en charge des soins de santé par les populations ». Une AMASCO est une association villageoise de micro-assurance santé qui jouit d'une autonomie financière, donc de portée villageoise mais qui peut étendre ses actions au-delà de son ressort territorial (géographique) afin d'accroître la mobilisation des ressources (cotisations) nécessaires à son développement.

Chaque membre de l'association cotise à la fin de chaque mois, une somme de 200F CFA pendant une période de six mois au cours de laquelle elle n'est pas prise en charge (période d'observation). En cas de maladie, l'adhérent peut être pris en charge à concurrence de trois fois le montant cotisé. Après la guérison, il négocie les modalités de remboursement avec les membres du bureau exécutif.

Le projet s'adresse à des populations rurales relativement pauvres et privées de protection sociale formelle. L'adhésion à l'AMASCO est volontaire et sa gestion s'opère par les membres des organes. Il est opérationnalisé dans 9 villages répartis dans 3 départements contiguës à savoir : le Zou, le Littoral et le Couffo.

Les différents organes des AMASCO sont :

➢ Une Assemblée Générale ;

➢ Un Conseil d'Administration ;

➢ Un Bureau Exécutif ;

➢ Un Commissariat aux Comptes.

Le projet AMASCO est structuré autour de trois acteurs principaux qui favorisent son fonctionnement : l'équipe du projet, les bénéficiaires du projet et les prestataires de soins.

Chaque AMASCO dispose de tous les organes statutairement prévus par les textes régissant les associations en République du Bénin, notamment d'une Assemblée Générale (AG), un Conseil d'Administration (CA), un Bureau Exécutif et un Commissariat au Compte (CC).

Après trois années de fonctionnement, l'AMASCO prend en charge 10% à 20% du coût des prestations maladies. Il est prévu que ce niveau de risque évoluera suivant la capacité financière et des réserves cumulées par chaque association.

A travers les sessions de formation et les appuis techniques réguliers assurés par la coordination du projet, les AMASCO ont, pour la plupart, acquis une autonomie relative qui se traduit par l'organisation régulière des réunions mensuelles, la tenue des documents de gestion, l'organisation des séances de sensibilisation afin de motiver les communautés à mieux se soigner et à augmenter le nombre d'adhérents. Elles tentent pour la plupart vers un début d'autonomisation dans la conduite des activités par les organes de gestion au niveau communautaire.

Diagramme 1 : Système de fonctionnement des AMASCO

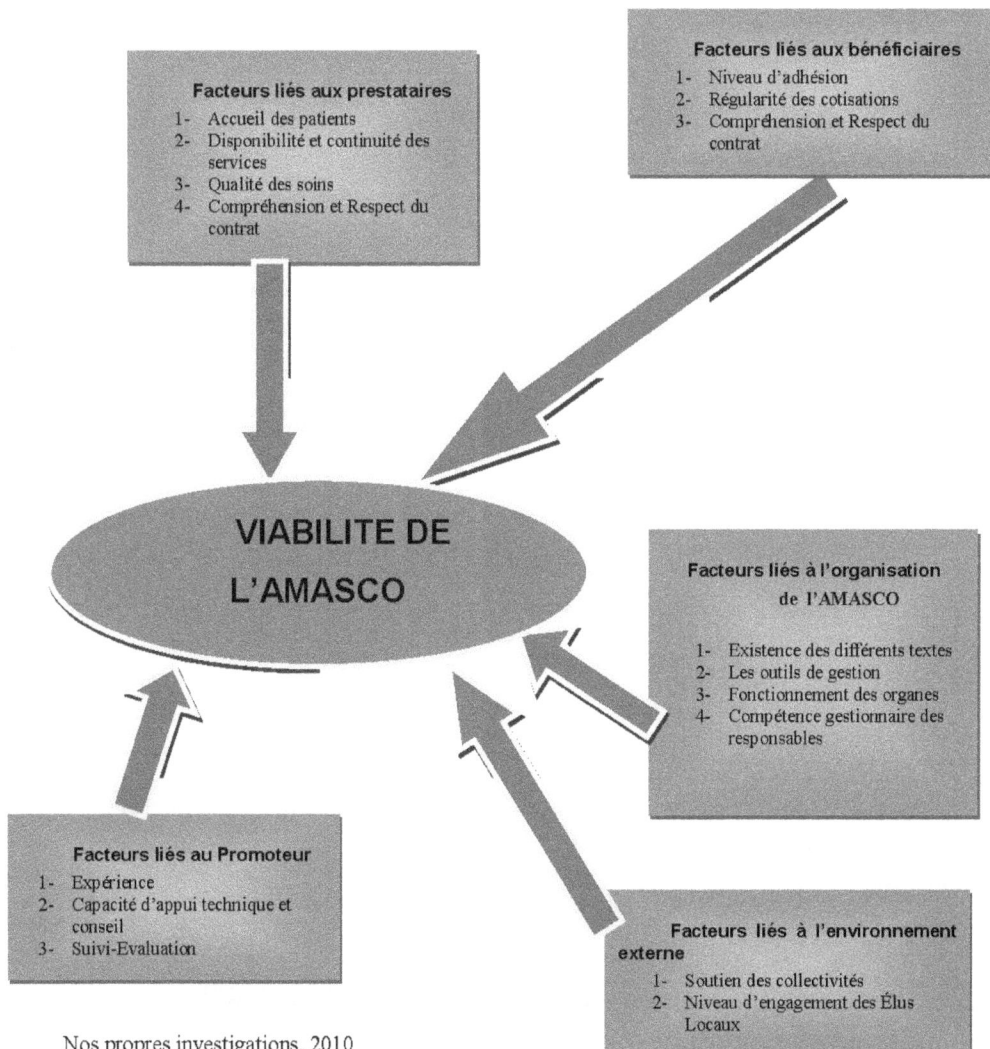

Facteurs liés aux prestataires
1- Accueil des patients
2- Disponibilité et continuité des services
3- Qualité des soins
4- Compréhension et Respect du contrat

Facteurs liés aux bénéficiaires
1- Niveau d'adhésion
2- Régularité des cotisations
3- Compréhension et Respect du contrat

VIABILITE DE L'AMASCO

Facteurs liés à l'organisation de l'AMASCO
1- Existence des différents textes
2- Les outils de gestion
3- Fonctionnement des organes
4- Compétence gestionnaire des responsables

Facteurs liés au Promoteur
1- Expérience
2- Capacité d'appui technique et conseil
3- Suivi-Evaluation

Facteurs liés à l'environnement externe
1- Soutien des collectivités
2- Niveau d'engagement des Élus Locaux

Nos propres investigations, 2010

1-2- Présentation du dispositif d'accueil pour le stage au sein du projet

1-2-1 Cahier de charge du service et travaux confiés au stagiaire

La réalisation de la présente étude a été conditionnée par un stage pratique de six mois au sein de l'ONG CBDIBA. Un cahier de charge a été donc défini et exécuté sur la période afin de faciliter la mise en œuvre de la mission. La teneur de ce cahier de charge ainsi que les travaux confiés au stagiaire se présentent ainsi qu'il suit :

➤ Faire une connaissance approfondie de la micro-assurance communautaire développée par le CBDIBA ;

➤ Déterminer le taux d'incidence des principales maladies rencontrées dans la zone d'intervention du projet ;

➤ Apprécier le niveau de cohérence entre les activités du projet et les besoins de la population en matière de santé ;

➤ Déterminer le niveau de contribution des structures de micro-assurance communautaire au financement des soins de santé ;

➤ Identifier les facteurs qui limitent l'accès aux soins de santé et estimer le niveau d'accessibilité des populations à ces soins ;

➤ Déterminer le niveau de satisfaction des bénéficiaires par rapport aux prestations fournies par les AMASCO ;

➤ Analyser la cohérence du projet AMASCO par rapport aux problèmes sanitaires des populations accompagnées.

1-2-2- Diagnostic des problématiques au niveau du service d'accueil

A partir des résultats du stage au sein de l'organisation CBDIBA, un diagnostic participatif a été réalisé avec les parties prenantes et prend en compte une identification des forces et faibles du projet.

1.2-2.1. Identification des acquis, forces et des faiblesses du projet

1.2.2.2. Forces du projet

Les principaux acquis et forces des AMASCO sont les suivants :

☺ Une compréhension appréciable de la finalité de l'AMASCO de la part des populations, notamment son importance dans la promotion de l'accès financier aux soins de santé :

Ce constat est relevé à partir de la toute première question souvent adressée au cours des discussions initiales en plénière : « pourquoi avez-vous adhéré à l'AMASCO ? ...En quoi, l'AMASCO répond-t-elle à un besoin, selon vous ?».

☺ Une participation appréciable des populations au processus de mise en place de l'AMASCO :

Dans le récit du parcours de vie de l'AMASCO tel que souvent décrit par les membres fondateurs présents, on s'aperçoit bien des efforts d'informations, d'implications et de mobilisation sociale que le CBDIBA a dû faire dans le processus de création des AMASCO. La Direction du CBDIBA (le Directeur Général et le Directeur Exécutif) avait personnellement participé aux rencontres préparatoires et constitutives, en appui à la mise en place des AMASCO.

☺ Un engagement manifeste des membres pour la poursuite et la dynamisation de l'expérience AMASCO dans les villages visités :

Ce constat est très impressionnant dans la plupart des AMASCO, même dans le village Azonmè où la dynamique communautaire est empiriquement jugée la plus faible. Les membres ont souvent évoqué la pertinence de l'AMASCO pour leur accessibilité aux soins et la nécessité de poursuivre leur participation à son développement, malgré les difficultés initiales et actuelles (promesses de dépôts pharmaceutiques non tenues, question du crédit, faible visibilité, etc.). « C'est ceux qui se relèvent de leur chute, qui sont les futurs gagnants », nous apprend t - on dans le village Kpévidji.

☺ Des changements qualitatifs réels dans l'évolution globale des AMASCO :

Les témoignages des membres AMASCO font état d'une amélioration de la dynamique de fonctionnement interne de l'AMASCO au cours des 24 derniers mois. Ils se sont notamment traduits par une augmentation globale du nombre d'adhérents (en dehors du cas Setto), une amélioration des niveaux de recouvrement des cotisations dans la plupart des AMASCO et un regain de confiance notable de la part des populations locales.

☺ Un engagement manifeste de l'équipe de coordination du projet pour le développement des AMASCO :

L'équipe du projet semble très engagée pour le développement des AMASCO et très soucieux d'atteindre les résultats attendus du projet : ce qui est un bon préalable pour l'atteinte des résultats prévus. Cet engagement est également souvent évoqué par les membres des AMASCO.

☺ Un engagement manifeste de la direction du CBDIBA sur la problématique de l'accès financier aux soins pour le développement des AMASCO :

La Direction du CBDIBA prend une part active dans la réflexion stratégique et la mise en œuvre des activités d'appui aux AMASCO.

☺ La mise en place et la tenue à jour d'un système d'information et de gestion (SIG), permettant de rendre compte périodiquement des activités et des performances des AMASCO :

L'équipe du projet assure un rapportage régulier des activités du projet, sur la base d'un système d'informations et de gestion.

1.2.2.3 Faiblesses ou limites du projet

☹ La faible adhésion des populations aux AMASCO

Bien que la plupart des AMASCO ait connu un regain de confiance vis-à-vis des communautés locales et une augmentation du nombre de membres, la pénétration moyenne des AMASCO demeure faible.

⊗ Une tendance à la démotivation des membres d'organes des AMASCO, due au poids du bénévolat dans l'exécution de leurs fonctions respectives

Dans le cadre de leurs fonctions, la plupart des membres d'organes rencontrés estiment qu'il y a « trop de bénévolat au sein de l'AMASCO » : (« fatàa zôô sukpô dò gbê ô din ») (propos en fon).

⊗ La faible capacité d'autogestion des AMASCO

La gestion opérationnelle des AMASCO, nous semble t-il, est trop dépendante de l'appui de l'équipe du projet : ce constat est raisonnable vu le parcours réalisé à présent (trois ans). Toutefois, il est utile de planifier le renforcement des capacités d'autogestion des AMASCO aux membres d'organes et leur appropriation à terme, à travers un plan de formations et d'autonomisation adapté.

⊗ La faible mutualisation des risques maladies dans la construction de l'offre de micro assurance santé

Les ressources de l'AMASCO ne sont pas, en définitive, mobilisées sur la base d'une cotisation dont le montant est fixé en adéquation avec les priorités (moyennes ou différenciées) des populations en matière de soins. Cette situation n'assure pas un équilibre ressources/emplois stable, et peut remettre en cause la viabilité financière des opérations de l'AMASCO.

⊗ Les membres disposant le droit de jouissance des prestations de l'AMASCO recourent très peu aux centres de santé conventionnés

Malgré que beaucoup de membres aient achevé leur période d'observation, ou sont à jour de cotisations dans plusieurs AMASCO, ils ne font pas recours aux prestations dans les centres de santé : c'est le cas, par exemple, à Kpévidji, Tokanmè-Kpodji, Hadagon et Azonmè.

⊗ Le système d'informations de gestion des AMASCO ne dispose pas d'outils de référence pertinents pour l'évaluation et le rating des performances organisationnelles et financières des AMASCO :

La question que nous avions dès lors partagée est la suivante : à partir de quels critères peut- on dire que l'AMASCO fonctionne bien, mal ou moyennement ? Quels sont les dimensions et les critères essentiels pour évaluer les performances organisationnelles et financières de l'AMASCO ? Quels sont les dimensions et critères qui permettent d'évaluer les performances spécifiques des AMASCO en rapport avec les résultats prévus dans le cadre logique du projet.

⊗ Insuffisance des capacités de l'équipe de coordination dans la gestion et le suivi-évaluation des performances des AMASCO:

L'analyse de la dynamique de fonctionnement des AMASCO révèle des besoins en formations au sein de l'équipe de coordination du projet, en matière de gestion et de suivi-évaluation des performances des AMASCO.

⊗ Les principes, les bases et les mécanismes de contractualisation et de collaboration avec les formations sanitaires ne sont pas harmonisés et systématisés au sein des AMASCO :

Le Directeur Exécutif évoque l'écart important que les AMASCO enregistrent entre les tarifs des prestations contractualisés d'une formation sanitaire à une autre. Sur le terrain, certains contrats de prestations signés avec les centres de santé ne sont pas systématiquement suivis ou maîtrisés par le personnel de santé.

1.2.3- Hiérarchisation des problématiques, analyse et choix de la problématique dominante

Sur la base des problématiques préalablement identifiées au niveau des AMASCO, il ressort la hiérarchisation suivante avec les parties prenantes:

Tableau n°1 : Hiérarchisation des problématiques des AMASCO

PROBLEMATIQUES	RANG	OBSERVATIONS
La faible adhésion des populations aux AMASCO	1er	RAS
La mise en place et la tenue à jour d'un système d'information et de gestion (SIG), permettant de rendre compte périodiquement des activités et des performances des AMASCO	8e	RAS
Une tendance à la démotivation des membres d'organes des AMASCO, due au poids du bénévolat	3e	RAS
La faible capacité d'autogestion des AMASCO	4e	RAS
La faible mutualisation des risques maladies dans la construction de l'offre de micro assurance santé	2e	RAS
Les membres disposant le droit de jouissance des prestations de l'AMASCO recourent très peu aux centres de santé conventionnés	5e	Les perceptions socio anthropologiques de la maladie sont très ancrées dans les comportements des adhérents
Le système d'informations de gestion des AMASCO ne dispose pas d'outils de référence pertinents pour l'évaluation et le rating des performances organisationnelles et financières des AMASCO	7e	RAS
Insuffisance des capacités de l'équipe de coordination dans la	9e	Il n'existe pas dans l'équipe de spécialistes en micro-assurance

PROBLEMATIQUES	RANG	OBSERVATIONS
gestion et le suivi-évaluation des performances des AMASCO		santé
Les principes, les bases et les mécanismes de contractualisation et de collaboration avec les formations sanitaires ne sont pas harmonisés et systématisés au sein des AMASCO	6^e	RAS

Source : Nos propres investigations, 2010

L'analyse du tableau-1 met en évidence la faible adhésion des populations aux AMASCO comme la problématique dominante dans l'accès aux soins de santé des populations. En effet, cette faiblesse majeure est due à trois principaux facteurs : i) la méfiance et la réticence des populations de certains villages, qui attendent la réalisation de promesses non tenues par la direction du CBDIBA ; ii) l'insuffisance d'informations et de mobilisation sociale autour de l'initiative AMASCO ; et iii) l'existence de pesanteurs socioculturelles liées au principe même de « mutualiser ses risques » ou de « renoncer à sa part de cotisation » (en cas de non maladie).

En effet, durant les rencontres initiales d'informations et de sensibilisation pour la création des AMASCO, la direction du CBDIBA aurait en effet prévu de soutenir le développement des AMASCO par la mise en place d'autres services socioéconomiques de base dans les villages (dépôts pharmaceutiques, etc). Ces « promesses » (selon les propres termes des populations) n'ont pu être tenues, à l'exception des villages Dovogon, Ouèssè et Hadagon, qui ont pu bénéficier de dépôts pharmaceutiques. A propos des dépôts pharmaceutiques, les contours juridiques et les modalités légales de cette activité n'avaient pas été suffisamment appréhendés par la direction.

Il est donc nécessaire pour le CBDIBA de sensibiliser les populations sur les fonctions essentielles des AMASCO et sur les nuances à faire entre fonctions normatives de micro assurance santé et activités socioéconomiques de soutien.

L'insuffisance d'initiatives d'informations et sensibilisation des populations pour l'adhésion à l'AMASCO serait due à trois facteurs essentiels (d'après l'analyse menée par les acteurs) :

- Le fait que les membres, y compris les membres d'organes n'ont pas une connaissance suffisante des fonctions essentielles et du mode de fonctionnement et de gestion d'une institution de micro assurance santé communautaire :

- Insuffisance de connaissances sur les modes de fonctionnement et de gestion des initiatives de micro assurance santé, de la part de l'équipe du projet;

- Le faible degré d'appropriation de l'esprit du projet (par l'équipe du projet) et des logiques sous jacentes à l'offre de micro assurance santé.

Ces limites ou faiblesses appellent à :

- La nécessité d'assurer un cofinancement à base dégressive du fonctionnement des AMASCO dans le cadre de la mobilisation sociale et des fonctions vitales des organes (représentation aux réunions, assemblées générales, sensibilisation et mobilisation sociale, gestion, et recouvrement, etc.)

- La nécessité de renforcer les capacités de l'équipe en matière de micro assurance santé (concepts, mécanismes de fonctionnement, gestion administrative et financière et monitoring, etc.)

- La nécessité, pour l'équipe de coordination du projet, d'organiser des échanges réguliers avec la direction, sur la vision et l'esprit du projet et sur l'évolution de ses orientations en rapport avec les dynamiques du terrain.

A propos de l'adhésion (réticence à mutualiser le risque), nous avons constaté que l'ancrage des pratiques locales de tontines est en conflits permanents avec le principe de la micro assurance : pour le membre, renoncer à sa part de cotisation (en cas de non maladie) continue d'être un "véritable problème" par rapport à des systèmes où il est habitué à jouir systématiquement de ses « mises » (tontines). Dans le village de Azonmè, un membre

AMASCO explique son inquiétude : « ici, dans l'AMASCO, on voit le moment où on donne, mais jamais quand on ramasse : ce qui nous paraît un peu difficile…. »[1] .

C'est, à notre avis, cette réalité caractéristique des contextes communautaires ou locaux fort ancrés dans les pratiques tontinières, qui a orienté la construction d'une logique AMASCO fort ciblée sur l'épargne individuelle du membre AMASCO face à son destin de santé. Cela étant, la dimension assurantielle ou mutualiste illustrée par la nécessité d'une solidarité financière entre membres, s'en trouve fragilisée ou moins présente.

Le poids du bénévolat et sa persistance dans le fonctionnement de l'association ont été évoqués dans la plupart des AMASCO, comme étant une faiblesse sérieuse, voire un facteur de démotivation des membres d'organes AMASCO. Cette limite renforce la nécessité de définir des mécanismes de cofinancement du fonctionnement des AMASCO suivant un plan de désengagement progressif du projet (cofinancement à base dégressive).

1.3. Analyse et Justification de la problématique dominante

Pendant des décennies, les systèmes de santé ont été sous financés par les gouvernements, les donateurs et les soins de santé dans les pays pauvres ont été principalement financés par les usagers (Charles Guizouarn et al (2004))

La santé est unanimement reconnue comme une composante essentielle du développement humain. D'après la Commission Macroéconomie et Santé de l'Organisation Mondiale de la Santé (OMS, 2007), les pays où le niveau de santé et d'éducation est le plus bas ont des difficultés à accéder à une croissance soutenue.

L'accès aux soins de santé est un droit fondamental pour tout être humain. C'est ce que confirme d'ailleurs la déclaration universelle des Droits de l'Homme (1948) qui stipule en son article 25 que « toute personne a droit à un niveau de vie suffisant pour assurer sa santé, son bien-être et ceux de sa famille, notamment pour l'alimentation, l'habillement, le logement, les soins médicaux ainsi que pour les services sociaux nécessaires ; elle a droit à la sécurité en cas

---

[1] « Gbè dé tìn bô ênòn mòn nì nàn tôn, bò kòn nòn mon bi bè tôn àn » (Propos en langue fon , à Azonmè).

de chômage, de maladie, d'invalidité, de veuvage, de vieillesse ou dans les autres cas de perte de ses moyens de subsistance par suite de circonstances indépendantes de sa volonté».

Depuis des décennies, des efforts ont été faits dans les pays développés pour assurer le financement et l'accessibilité aux soins de santé des populations contrairement aux pays en voie de développement où le système de recouvrement des coûts a été adopté depuis l'initiative de Bamako.

En effet, alors que les soins de santé étaient auparavant largement subventionnés par le secteur public, force est de constater que l'Etat s'est progressivement retiré du financement des systèmes de santé (J.-M Belorgey, 2001). Cet état de chose a eu d'importantes conséquences pour les populations, principalement les couches les plus démunies. En outre, l'inaccessibilité des marchés assurantiels privés empêchent les populations de bénéficier d'une couverture contre le risque maladie. Privée de protection sociale, une large part des populations se voit dès lors dans l'incapacité financière d'accéder à des soins de santé de qualité.

Face à ces difficultés, des structures de micro-assurance santé (MAS) communautaire se sont installées depuis plus d'une vingtaine d'années en Afrique Subsaharienne et en particulier en Afrique de l'Ouest. Elles occupent de plus en plus une place importante dans les stratégies et politiques des pays en voie de développement et constituent une alternative pertinente pour les populations ne bénéficiant d'aucune protection sociale.

C'est pourquoi, elles suscitent un intérêt particulier dans le cadre de la présente étude, notamment le Projet d'Appui aux Associations de Micro-Assurance de Santé Communautaire afin d'analyser les mécanismes, le niveau de financement et d'accessibilité des soins de santé par les populations cibles.

2. CADRE THEORIQUE ET METHODOLOGIE DE L'ETUDE

2.1 CADRE THEORIQUE

2.1.1 PROBLEMATIQUE DE RECHERCHE

2.1.1.1 Spécification de la problématique

La vulnérabilité et la pauvreté constituent deux concepts intrinsèquement liés. Ce constat explique en partie la complexité du développement où des défis nouveaux ne cessent de se poser notamment en ce qui concerne la santé communautaire.

La volonté de se prémunir contre les aléas de la vie est sans doute aussi ancienne que les sociétés humaines organisées. Les tailleurs de pierre égyptiens des pyramides cotisaient déjà à une caisse de secours, tandis que le code d'Hammourabi (1700 ans avant Jésus-Christ) initiait les premières assurances maritimes afin de soutenir la libre entreprise individuelle et le commerce.

Depuis lors, l'assurance n'a cessé de s'articuler autour de deux éthiques : celle de solidarité qui permet de protéger contre un même aléas l'ensemble des membres d'une communauté y compris les plus fragiles et celle de compétition et de marché selon laquelle on ne saurait obliger « les moins faibles » à payer pour les autres, afin de ne pas stériliser leur investissement productif et leur goût de l'effort (J.-M Belorgey, 2001).

Malgré ce dispositif sécuritaire social, force est de constater qu'une frange de la population mondiale est exclue du système notamment les pays en voie de développement (Afrique subsaharienne, Asie du Sud).

Face à ce constat, la Conférence Internationale du Travail (CIT) organisée à cet effet a débouché sur un nouveau consensus en matière de sécurité sociale qui stipule que « priorité absolue doit être donnée à la conception de politiques et d'initiatives propres à faire bénéficier de la sécurité sociale ceux qui ne sont pas couverts par les systèmes en vigueur » (CIT, 2001).

En Afrique, l'exclusion de la protection sociale est particulièrement préoccupante au regard de l'ampleur de la pauvreté. « Près de 90% de la population d'Afrique subsaharienne n'est pas couverte contre le risque de maladie ou d'accident » (BIT STEP, 2007). Ce qui explique que les pays en développement ne disposent généralement pas des moyens financiers et des capacités institutionnelles suffisantes pour proposer un système public d'assurance maladie. Une grande partie des dépenses de santé est donc directement assumées par les patients. Selon Denis Drechsler et Johannes Jütting (2001), «dans deux pays à faible revenu sur trois, les frais que le patient doit débourser sur place représentent un tiers des dépenses totales de santé. Cette proportion augmente même avec l'introduction de mécanismes de partage des coûts dans de nombreux pays en développement (sous forme de cotisations de co-règlements ou de franchises) ». Faute d'une protection sociale suffisante, de nombreux ménages vivent sous la menace de dépenses de santé catastrophiques surtout lorsqu'on tient compte de l'incidence du poids des coûts indirects d'une maladie notamment la perte de capital productif.

Face à ces risques importants, certains pays en voie de développement ont commencé par adopter la micro-assurance dans leur politique de santé dans un contexte où la protection sociale de type formelle n'est réservée qu'à une élite justifiant d'un emploi salarié stable.

Pour les acteurs de la micro-assurance, l'assurance santé apparaît comme un outil de sécurisation économique durable des familles complémentaire de l'épargne et du crédit permettant d'éviter l'impact dramatique de risques de santé importants.

En parallèle, les efforts de réforme des politiques publiques de santé dans les pays du Sud se heurtent à des contraintes fortes en termes de financement des soins (M. Audibert, 2003); gouvernements et bailleurs de fonds espèrent de l'assurance qu'elle permette un accès aux soins publics favorisant ainsi sa viabilité.

Au Bénin, malgré l'adoption de l'initiative de Bamako par les ministres de la santé des pays africains en 1987 qui a consacré la participation directe des communautés au financement de la santé par le recouvrement des coûts, en même temps qu'elle a marqué le début de la gestion communautaire des structures sanitaires publiques, on remarque que l'assurance maladie contribue très peu au financement de la santé (0,3%) (Plan Stratégique de Développement des Mutuelles de Santé 2009-2013, 2008).

Mais en réalité, le recouvrement des coûts introduit par l'initiative de Bamako à travers la participation communautaire n'a pas comblé les espoirs placés en lui quant à l'accès aux soins de santé par les populations. Il a fallu la Plate-forme d'Abidjan en 1998 et le forum de concertation organisé en 2000 pour définir la stratégie d'appui aux mutuelles de santé en Afrique de l'Ouest et du Centre.

Pour les premiers Comptes Nationaux de la Santé (CNS, 2003), la dépense nationale de santé représente 4,6% environ du PIB. Ce qui montre que le financement de la dépense de santé est inéquitable, avec un paiement direct des ménages qui constitue la source principale de financement du système (52%). Selon la même source, les dépenses individuelles de santé sont catastrophiques au point où « des milliers de familles s'endettent lourdement ou se ruinent afin de pouvoir offrir les soins nécessaires à un ou plusieurs de leurs membres souffrant de maladie(s) chronique(s). Cette situation « s'aggrave particulièrement chez les populations pauvres et démunies et expose le système de santé à des problèmes structurels si rien n'est fait pour y remédier. » (CNS, 2003).

C'est dans cette situation qu'il est apparu dans le système de santé du Bénin, dans les années 90, d'autres mécanismes alternatifs de financement communautaire, en l'occurrence la micro-assurance santé, pour améliorer l'accessibilité financière des populations aux soins de santé, à travers une mutualisation des risques maladie. En effet, le développement des structures de micro-assurance de santé communautaire s'est accéléré au cours de ces dernières années (alors qu'en 1997 on avait recensé neuf (9) structures de micro-assurance communautaires fonctionnelles, leur nombre était estimé à cent neuf (109) en 2005) (Plan stratégique de développement des mutuelles de santé au Bénin, 2009 – 2010, 2008). Si à l'origine, ces structures étaient principalement concentrées dans le Borgou, à présent elles s'étendent progressivement sur l'ensemble du pays. C'est le cas de l'ONG CBDIBA (Centre Béninois pour le Développement des Initiatives à la Base) qui accompagne les communautés du sud Bénin dans la prise en charge des soins de santé à travers les Associations de Micro-Assurance pour la Santé Communautaire (AMASCO). Cette initiative a pris corps suite à la journée de réflexion organisée par le CBDIBA les 4 et 5 Février 2004 pour pallier à l'insuffisance de la prise en charge des soins de santé par les communautés. Depuis lors, le CBDIBA s'était investi dans l'accompagnement des associations (une trentaine) sur la base de ses propres moyens. Ce n'est qu'en 2007 qu'il décrochera de UniverSud (Université de Liège) suite à un appel à projet pour la mise en œuvre du Projet d'Appui aux Associations de Micro-Assurance pour la Santé Communautaire (AMASCO). Le but de ce projet est de contribuer au renforcement de la capacité de participation au financement et à la prise en charge des soins de santé à la base. Il s'étend sur une période de trois ans c'est-à-dire de 2007 à 2010.

En mettant en œuvre ce projet, le CBDIBA entend mettre en place des mécanismes de financement des soins communautaires capables d'induire des changements socio-sanitaires importants. Ces changements étant perçu par Rocher G. (1968) comme ''toute transformation observable dans le temps, qui affecte, d'une manière qui ne soit pas que provisoire ou éphémère, la structure ou le fonctionnement de l'organisation sociale d'une collectivité donnée et modifie le cours de son histoire''.

Au total, le problème de recherche consiste en les questions suivantes :

Quel est le degré de cohérence entre les activités du projet et les besoins de la population en matière de santé ? Quel est le niveau de contribution des structures de micro-assurance communautaire au financement des soins de santé ? Quel est le niveau d'accessibilité des populations aux soins de santé ? Quel est le niveau de satisfaction des bénéficiaires du projet AMASCO par rapport aux services fournis ? Ce sont là les questions auxquelles la présente recherche apportera des tentatives de réponses. Pour cela l'étude se fixe un certain nombre d'objectifs à poursuivre.

2.1.1.2 Objectifs de recherche

Objectif principal

Il consiste à étudier le financement et l'accessibilité des soins de santé à travers le Projet d'Appui aux Associations de Micro-Assurance pour la Santé Communautaire (AMASCO) conduit par le CBDIBA. Pour l'atteindre, les objectifs spécifiques suivants doivent être poursuivis.

Objectifs spécifiques :

- Caractériser le niveau de cohérence entre les activités du projet et les besoins de la population en matière de santé ;

- Déterminer le niveau de contribution des structures de micro-assurance communautaire au financement des soins de santé ;

- Identifier les facteurs qui limitent l'accès aux soins de santé et estimer le niveau d'accessibilité des populations à ces soins.

2.1.1.3 Hypothèses de recherche

- Il y a une cohérence entre les activités du projet et les besoins de la population en matière de santé ;

- La contribution des structures de micro-assurance communautaire au financement des soins de santé est inférieure à la moitié des besoins.

- Plus de 80% de la population ont accès aux soins de santé via le projet.

2.1.2 REVUE DE LA LITTERATURE

2.1.2.1 Etat des connaissances sur la contribution de la micro-assurance au financement des soins de santé

L'origine de la micro-assurance santé remonte depuis l'avènement de la révolution industrielle en Europe au XIXème siècle. A cette époque, l'économie européenne était essentiellement rurale. Les solidarités en matière de maladie reposaient sur la famille élargie. Cette révolution avait connu un exode rural qui avait entraîné des risques accrus et nouveaux au niveau du prolétariat. C'était alors que les travailleurs prenaient l'initiative de mettre ensemble leurs ressources pour venir en aide à leurs camarades ou à leur famille en difficulté. Rocque (1995)

La micro-assurance sous la forme actuelle est apparue en Europe au XIVe siècle dans un contexte de libéralisme économique avec pour corollaire des conditions de vie pénibles pour les ouvriers. Les organisations d'alors ont dès leur naissance procurée à leurs membres des aides en cas de décès, de maladie, d'incapacité de travail et d'autres aléas de la vie.

La micro-assurance a fait ses preuves en Europe et est en plein essor en Amérique Latine où elle permet aux populations de trouver les solutions adéquates et de disposer d'une protection sociale répondant le mieux à leurs besoins. Les systèmes de micro-assurance permettent de faire face aux problèmes de financement des soins de santé et regroupent une importante variété de systèmes se créant actuellement en Afrique ainsi que dans beaucoup de pays en développement (M. Audibert, 2003).

L'importance de la micro-assurance communautaire dans le financement des soins de santé a été mentionnée dans la Stratégie de Croissance pour la Réduction de la Pauvreté où un accent particulier a été mis sur la promotion de la micro-assurance de santé communautaire, la création des mesures incitatives pour l'installation des mutuelles de santé, la sensibilisation des populations sur les avantages d'une appartenance à une mutuelle de santé. Car la santé « est un facteur déterminant de l'amélioration du capital humain » (SCRP, 2006 – 2009).

Sur la base de l'observation des tendances du développement des mutuelles sur ne période de 10 ans, Götz Hubert et al (2000) ont constaté que l'appropriation par les communautés se fait difficilement. La majorité des systèmes n'atteint qu'une partie de la population et ne résout pas le problème de l'accès des classes les plus pauvres.

Cette difficile implantation des structures de micro assurance n'est pas selon A. Sawadogo (2001) une hostilité à une nouvelle gestion du risque ni une aversion du changement mais plutôt une manière de « s'assurer d'abord de la presque absence de danger d'un suicide collectif avant de s'aventurer massivement dans la nouvelle direction ».

Dans ce contexte, le cas de la micro-assurance communautaire est emblématique selon O. Weil et al. (2002). Car sans pour autant rejeter les diagnostics de tradi-praticiens à l'art divinatoire, les populations ne semblent pas éprouver de difficultés à fréquenter les services de santé proposés par les structures de micro-assurance, dès lors que ces derniers proposent des prestations de qualité pour des cotisations supportables financièrement.

Ainsi donc, à l'opposé des idéologies communautaristes ou individualistes qui préconisent une rupture radicale des valeurs, la micro-assurance communautaire participe à l'éclosion de nouveaux équilibres, comprenant que tout conflit entre les nouvelles et les anciennes normes génère une confusion et des tensions susceptibles de déstabiliser le système. « Si, les assurés perçoivent les nouvelles normes comme une extension des normes existantes et l'expression des valeurs existantes, les nouvelles normes pourront être facilement intégrées dans le système [...] Les nouvelles normes, si elles sont acceptées par les assurés, deviennent la base de leur comportement ; ils les recommandent et s'y conforment », soulignent E. S. Soriano et al (2003).

Pour Rocque (1995), malgré tous les efforts déployés, il s'est avéré que dans la majorité des pays africains, au moins 5% de la population n'a jamais eu suffisamment d'argent pour avoir accès aux soins de santé primaire (exclusion permanente), alors que 25 à 35% de la population à revenus instables ont de sérieux problèmes pour rassembler la somme nécessaire dans certaines périodes de l'année (exclusion temporaire). Les soins hospitaliers sont même moins accessibles.

Cette situation se justifie « dans un contexte où l'incidence de la pauvreté monétaire est d'environ 40,6% en milieu rural et 27,2% en milieu urbain. Il s'ensuit donc des phénomènes d'exclusion de franges importantes de la population : exclusion permanente liée à une situation d'indigence, exclusion temporaire liée au fait qu'au moment précis où la maladie se déclare, la personne ne dispose pas des ressources nécessaires pour sa prise en charge, exclusion saisonnière, notamment dans les zones rurales où, en période de soudure, les populations ne disposent d'aucun revenu monétaire, exclusion partielle liée à l'impossibilité pour le malade de supporter une partie des frais de prise en charge » (Plan stratégique de développement des mutuelles de santé au Bénin 2009 – 2010).

En effet, dans le rapport de Action for Global Health (2007), en 2006 seul le tiers des pays africains subsahariens allouaient dix pour cent de leurs budgets nationaux au secteur de la santé, trente huit pour cent des pays allouaient cinq à dix pour cent alors que vingt neuf pour cent assignaient moins de cinq pour cent malgré l'objectif de la Déclaration d'Abuja qui stipulait que les gouvernements devraient consacrer au moins quinze pour cent de leurs budgets nationaux à la santé.

Ceci explique toute la problématique du financement et de l'accessibilité de la santé de la plupart des pays en voie de développement. Mais pour Jean Charles Guizouarn et al (2004), cette problématique s'explique par la théorie de George A. Akerloff selon laquelle il existe une asymétrie d'informations qui se traduit par le fait que l'assureur ne connaît pas le risque réel des assurés et qu'en sens inverse, l'assuré peut ne pas avoir toute la visibilité nécessaire sur l'assurance.

Pour OXFAM (2008), la micro-assurance santé communautaire n'a pas permis de combler les gaps de financements des systèmes de santé ni d'améliorer l'accès à des soins de santé de qualité pour les populations les plus pauvres. Car sans un financement public adapté et une bonne gestion au niveau gouvernemental, les mécanismes d'assurance maladie risquent de compromettre et non de contribuer à l'objectif d'accès équitable et universel aux soins de santé.

Hohmann et al (1999), montre en substance que le niveau des adhésions est encore faible, l'expérience en zone urbaine se trouve à l'état théorique et n'a pas encore été mise en œuvre. Le modèle MUCAS (Mutuelle Communautaire d'Assurance Santé) est une organisation communautaire de partage du risque-maladie, susceptible d'améliorer l'accès des ménages aux soins de santé pendant toute l'année et de réduire les coûts des soins pour les ménages y compris pour les indigents, grâce à la solidarité communautaire dans la prise en charge des services de santé. Ce modèle d'organisation permet de renforcer la participation communautaire.

Par contre, au vu de Amadou Coulibaly (2000) la gestion de base de la mutuelle de santé pour tous MUSANT était essentiellement financière. La gestion de partage des risques n'est pas véritablement assurée ; l'environnement juridique, administratif et économique ne facilitait pas le fonctionnement de la MUSANT. Cette phase de démarrage écartait les populations à faibles revenus.

L'USAID (2001) a montré dans une étude que toutes les mutuelles garantissent l'hospitalisation mais à des degrés d'intervention différente. Le niveau de la couverture varie selon les besoins des populations et les moyens disponibles. Les mutuelles de santé ont dans la plupart des cas des taux de recouvrement et de cotisation insuffisants.

Le Centre international pour le Développement et la Recherche (CIDR, 1997), dans son rapport à l'issue de la réunion sur les mutuelles de santé au Bénin a montré que les difficultés de regroupement des cotisations, la baisse des cotisations et des adhésions, le non respect de l'indépendance vis-à-vis de l'offre des soins et le non respect du principe de démocratie dans le fonctionnement constituaient les principales difficultés qui hypothèquent le financement et l'accessibilité des soins de santé.

Nonobstant, le principal défi à relever reste et demeure une extension de manière à ce que tous aient accès aux soins de santé et jouissent à tout le moins d'un niveau minimal de sécurité sanitaire. « C'est seulement à cette condition qu'il sera possible de faire le droit à la sécurité sociale et sanitaire, tel qu'il est énoncé à l'article 22 de la Déclaration Universelle des Droits de l'Homme » (BIT, 2007).

Au cours de ces dernières années, différents facteurs ont contribué à rendre l'environnement institutionnel plus favorable au développement des mutuelles de santé dans la sous région de l'Afrique de l'Ouest et du Centre.

Toutefois, il est évident que de nombreuses mesures sont à prendre en compte pour assurer le financement et l'accessibilité des soins de santé.

Au regard des données de la revue documentaire, on remarque que différentes approches existent en matière de développement de la micro-assurance santé. Ces approches mettent notamment l'accent sur les problèmes de financement et d'accessibilité des soins de santé communautaire. La présente étude a pour spécificité de comprendre les mécanismes de financement et d'accessibilité des soins de santé communautaire mis en place par le Projet d'Appui aux Associations de Micro-Assurance pour la Santé Communautaire (AMASCO).

2.1.2.2 Situation sanitaire en Afrique subsaharienne

La situation sanitaire en Afrique subsaharienne n'est pas des plus reluisantes. Pendant des décennies, les systèmes de santé ont été sous-financés par les gouvernements et les donateurs, et les soins de santé dans les pays pauvres notamment en Afrique subsaharienne ont été financés par les usagers.

Ainsi donc, plus de trente ans après la déclaration d'Alma Ata, des centaines de millions de personnes n'ont pas toujours accès aux soins de santé. En septembre 2000, le sommet du millénaire pour le développement réunissait à New-York les représentants de 189 pays qui s'engagèrent dans le Déclaration du Millénaire et adoptèrent les Objectifs du Millénaire pour le Développement (OMD) qui visent « la réduction de la pauvreté extrême et l'avancée des droits universels ». Si ces objectifs sont atteignables dans certaines régions de la planète, elles sont cependant fortement compromises en Afrique subsaharienne.

En effet, parmi ces objectifs figure la santé comme une composante essentielle du développement humain durable. C'est d'ailleurs la raison pour laquelle, sur les 8 objectifs définis par les OMD, trois sont consacrés à la santé dont notamment : « réduire de deux tiers, entre 1990 et 2015, le taux de mortalité des enfants de moins de cinq ans » (objectif 4, cible 5). Ensuite, « réduire de trois quarts, entre 1990 et 2015, le taux de mortalité maternelle » (objectif 5, cible 6). Enfin, concernant la lutte contre les grandes maladies d'ici 2015, « avoir stoppé la propagation du VIH/SIDA et commencé à inverser la tendance actuelle » (objectif 6, cible 8) (PNUD, 2005).

L'espérance de vie demeure relativement basse en Afrique subsaharienne. Ainsi donc, en 2002, l'espérance de vie était de 49,6 ans en Afrique de l'Ouest, 42,7 ans en Afrique centrale, 43,1 ans en Afrique de l'Est et 46,4ans en Afrique australe (Schoumaker, Tabutin, 2004). Selon l'OMS (2006), un enfant né aujourd'hui dans cette région du monde a peu de chance de vivre au-delà de quarante cinq ans. Parmi les facteurs qui hypothèquent le développement du secteur sanitaire, il ya la crise économique, les guerres, la pauvreté, les épidémies, l'impact dramatique des programmes d'ajustement structurel et la menace du VIH/SIDA.

Si au niveau mondial la mortalité infantile a diminué, grâce au recul de certaines maladies infectieuses et aux programmes de vaccination, les résultats restent mitigés en Afrique subsaharienne. La région compte à elle seule 44% des décès infantiles à travers le monde (Nations Unies, 2007). En 2005, pour mille naissances vivantes, 166 enfants décédaient avant d'avoir atteint l'âge de cinq ans et 29% des enfants souffraient d'insuffisance pondérale, contre 33% en 1990 (OMS, 2006). La mortalité infantile reste aussi étroitement liée au milieu socio-économique, un enfant pauvre et sous-alimenté étant davantage exposé aux maladies et risques infectieux.

En ce qui concerne le taux de mortalité maternel, il est très élevé et représente 75% du nombre total des décès maternels (PNUD, 2007). Le risque de mourir des suites de complications d'une grossesse ou d'un accouchement y est de 1 sur 16 contre 1 sur 3800 dans les pays développés (OMS, 2006). Malgré la nécessité d'une assistance médicale, le taux de personnel médical qualifié pour les accouchements serait le plus faible en Afrique subsaharienne et en Asie du Sud. Ce qui consacre ces deux régions les plus touchées par la mortalité maternelle.

Alors que la prévalence du VIH/SIDA s'est stabilisée dans la majorité des pays en développement, la situation demeure particulièrement alarmante en Afrique subsaharienne qui concentre 2/3 des victimes de la maladie et 72% des personnes décédées dans le monde au cours de l'année 2006 (ONUSIDA, OMS, 2006). Sur les 38 millions de personnes actuellement infectées par le virus, 25 millions se trouvent en Afrique subsaharienne soit un taux de 65,7%. Malgré la propagation de la pandémie, 75% des personnes ayant besoin d'antirétroviraux n'y reçoivent aucun traitement (PNUD, 2007).

Le paludisme constitue la première cause de mortalité dans le monde et particulièrement en Afrique Subsaharienne où trois enfants décèdent de cette maladie toutes les deux minutes. Quoique des systèmes de renforcement de la prévention et de l'intervention soient mis en place, à peine 5% des enfants de moins de cinq ans dorment aujourd'hui sous moustiquaires imprégnées (Nations Unies, 2007).

Quant à la tuberculose, elle affecte un nombre croissant d'individus. En effet, le nombre de personnes touchées par cette maladie est passé de 331 pour 100 000 en 1990 à 490 pour

100 000 en 2005 (OMS, 2005). Sur 8,8 millions de nouveaux cas détectés dans le monde en 2005, 7,3 millions vivaient en Afrique subsaharienne (OMS, 2006).

La majorité des pays au sud du Sahara dépensent moins de 10 dollars dans les soins de santé par individu et par an, soit entre 20 à 40% de moins que le minimum préconisé par la Banque Mondiale (Sanders, 2004).

Au regard de cette situation sanitaire continentale, il est impérieux d'examiner celle du pays afin d'en appréhender les contours.

2.1.2.3 Situation sanitaire au Bénin

2.1.2.3.1 Situation de la morbidité et de la mortalité

L'espérance de vie à la naissance est estimée à 47 ans en 1993 au Bénin dont 46,1 ans chez les hommes et 49,5 ans chez les femmes (Politiques et Stratégies Nationales de Développement du Secteur de la Santé, 1997). Ce niveau relativement bas de l'état sanitaire dans le pays est le résultat de conditions épidémiologiques pré transitionnelles qui se traduisent par des niveaux encore élevés de la mortalité infanto-juvénile et maternelle.

Sur la base des données des formations sanitaires, les motifs de consultation les plus fréquents sont : le paludisme (34%), les infections respiratoires aigües (16%), les diarrhées (7%), les traumatismes (6%) et les anémies (4%). Ces cinq principales affections contribuent pour 67% des motifs de consultation (Ministère de la Santé, 1995). Parmi les moins de cinq ans, les mêmes affections représentent ¾ des motifs de consultations. Pour les hospitalisations, les mêmes affections représentent 58% des motifs d'hospitalisation et 82% parmi les moins de cinq ans (Statistiques sanitaires, 1995).

Sur la base de l'incidence respective du paludisme et des maladies diarrhéiques, un gradient sud-nord est apparent dans la variation régionale des conditions épidémiologiques. En conséquence du gradient climatique sud-nord, l'incidence du paludisme est plus élevée dans les départements du sud où l'humidité est plus importante au cours de l'année comparés aux départements du nord où le paludisme ne sévit que durant la courte saison des pluies. De même, l'incidence des maladies diarrhéiques est plus faible dans les départements du sud (Atlantique-Littoral, Mono-Couffo et Ouémé-Plateau), où elle est estimée à 20 pour 1000 d'une part, élevée à 45 pour 1000 dans le département du Borgou d'autre part, les départements du Zou et de l'Atacora ayant des niveaux intermédiaires plus proches de l'incidence dans les départements du sud. Enfin, le gradient sud-nord est accentué par la variabilité régionale de l'incidence des maladies comme la rougeole qui représente 30% de la population (EDS, 1995).

Le niveau de mortalité infanto-juvénile et de la mortalité maternelle décrivent assez bien les conditions générales de mortalité dans le pays. Tout d'abord, la mortalité des moins de cinq ans a connu une baisse importante durant les deux dernières décennies. Entre la première moitié des années 70 et la première moitié des années 90, la mortalité entre 0 et 5 ans est passée de 260 pour 1000 à 167 pour 1000, soit une baisse de 36% (EDS, 1997). La baisse est plus importante au niveau de la mortalité juvénile comparée à la mortalité infantile. La mortalité juvénile a baissé de 144 pour 1000 à 80 pour 1000, soit une baisse de 44% durant la période. La mortalité infantile, de 136 pour 1000, soit une baisse de 31%. Ensuite, 498 femmes pour 100 000 naissances sont décédées des suites d'accouchement durant la période de 1990 et 1995.

Selon l'Enquête Démographique et de Santé (1996), la mortalité des enfants au Bénin est plus élevée dans les zones rurales comparée aux zones urbaines : la mortalité infantile s'élève à 112 pour 1000 dans les zones rurales comparées aux zones urbaines. Entre les départements, la mortalité infantile est plus faible dans les départements du sud avec 81 pour 1000 dans l'Atlantique, 88 pour 1000 dans l'ouémé, 104 pour 1000 dans le Mono et 102 pour 1000 dans le Zou.

En clair, la situation géographique, la dynamique et la répartition de la population et les conditions socio-sanitaires décrites précédemment sont cohérentes avec les conditions épidémiologiques qui prévalent dans le pays. Celles-ci restent toujours dominées par les maladies infectieuses et parasitaires. Par ailleurs, bien que la mortalité ait baissé dans le pays durant les dernières décennies, elle reste toujours élevée relativement aux niveaux de mortalité prévalant dans le continent africain. La variation spatiale de la mortalité et de la morbidité reflète non seulement les conditions géographiques et socio-sanitaires, mais aussi la couverture des services de santé moderne.

2.1.2.3.3 Système de santé au Bénin

Le système de santé moderne du Bénin partage les mêmes structures que les systèmes de santé des pays francophones d'Afrique de l'Ouest. Le système de prestation des soins est largement dominé par les institutions publiques. Cependant, le secteur privé est entrain de se développer sous l'impulsion des initiatives locales et des œuvres caritatives confessionnelles.

Le système public de prestation des soins est organisé selon une structure pyramidale comprenant trois niveaux. Au niveau national, le Centre National Hospitalier Universitaire (CNHU) qui sert d'institution de dernières références. Ensuite, les Centres Hospitaliers Départementaux (CHD) au niveau des départements qui servent de relais du CHD et de référence aux centres de santé des communes (CSC). Enfin, au niveau périphérique, les zones sanitaires qui sont les unités les plus décentralisées du système de santé à savoir les services publics de premier contact tels que l'Unité Villageoise de Santé (UVS), le Centre de Santé d'Arrondissement (CSA) et le Centre de Santé Communal (CSC). Chaque zone sanitaire dispose également d'un hôpital de zone.

La situation sanitaire est également caractérisée par une faible utilisation des services de santé. De façon globale, la fréquentation des services de santé est inférieure à 0,4 visite par personne par an. Ce taux stagne malgré l'amélioration de celui de la couverture en infrastructures sanitaires.

2.1.2.3.4 Financement de la santé au Bénin

Le financement de la santé a connu d'importants changements durant ces dernières décennies au Bénin. Jusqu'à la fin des années 80, la principale source de financement public était les recettes générales de l'Etat. Entre 1985 et 1988, l'Etat béninois affectait plus de 6% du budget national à la santé. Durant cette période, le budget de la santé par habitant a fluctué entre 600 FCFA et 700 FCFA selon les années (Politiques et Stratégies Nationales de Développement du Secteur Santé, 1997). La part de la santé dans le budget de l'Etat est passée de 6% en 1988 à 5% en 1989, moins de 4% en 1990 et a atteint son niveau le plus faible en 1992 avec 3,2%. C'est alors que l'Etat s'est engagé à augmenter la part de la santé dans le budget national pour atteindre 8% aux termes du troisième programme d'ajustement structurel.

Au lendemain du lancement de l'initiative de Bamako en 1987, le Gouvernement béninois a initié la mise en place d'une politique de financement communautaire dans un environnement fiscal sévère. Les implications de cette initiative ont été une substitution du financement public interne d'une part importante du fonctionnement des formations sanitaires publiques par le financement communautaire, la prise en charge des médicaments en particulier. Dans les années 80, l'instauration du recouvrement des coûts dans les formations sanitaires publiques ne s'est pas accompagnée d'une augmentation des ressources financières internes disponibles dans le système de santé publique compromettant ainsi l'amélioration de la qualité des services.

Avec l'augmentation de l'aide extérieure publique depuis 1990, une amélioration de la qualité des soins de santé primaires a été observée. Cependant, le faible taux d'absorption de l'aide lié aux rigidités des conditionnalités des bailleurs de fonds, la lourdeur et la lenteur de la gestion et la faible maîtrise des procédures ont limité l'impact de l'aide extérieure sur le système de santé au Bénin.

Pour faire face aux problèmes de mobilisation des ressources interne et de l'accessibilité financière, le Ministère de la Santé s'est orienté vers un renforcement du partenariat entre le secteur public et privé.

2.1.2.3.5 Emergence de la micro-assurance au Bénin

Bien que l'expérience de micro-assurance santé communautaire soit relativement récente au Bénin, l'émergence de celles-ci s'est accélérée au cours des dernières années. Les premières expériences remontent du milieu des années 1990. Alors qu'en 1997, on dénombrait 9 mutuelles de santé fonctionnelles et 2 mutuelles de santé en gestation, la dynamique d'implantation des mutuelles de santé s'est accélérée surtout entre 2000 et 2001 où le nombre de mutuelles de santé sur l'ensemble du pays a été multiplié par 5 en l'espace de 6 ans (Plan stratégique de développement des mutuelles de santé, 2008).

Les systèmes de micro-assurance santé se sont développés selon deux modes de régulation suivant les contextes institutionnels différents (Nyssens et al. 2007).

Pour ce qui concerne le premier mode de régulation, il a trait aux premières associations mises en place qui ne bénéficiaient d'aucun appui étatique étant donné qu'elles étaient méconnues mais s'inscrivaient dans la dynamique mutualiste. Progressivement et au fil des années, ces associations vont s'affirmer et se faire connaître par l'Etat à travers la création et l'animation des cadres de concertation.

Le second mode de régulation est relatif à l'expansion du mouvement mutualiste qui se caractérise par la multiplication et la diversification des intervenants et promoteurs dans le secteur. Contrairement au premier mode de régulation, on constate que l'initiative de création est plus centralisée et sa mise en place plus méthodique. On observe en outre davantage de partenariats entre les différents acteurs du secteur. L'implication croissante de l'Etat béninois dans le développement et l'appui à la micro-assurance santé se traduit notamment par la mise en place des Mutuelles de Santé Sociale sous l'initiative du Ministère de la Fonction Publique et de la Sécurité Sociale dans le cadre de la lutte contre la pauvreté et l'extension de la protection sociale des actifs du secteur informel.

2-1-2-4- Clarification conceptuelle

« Toute investigation scientifique porte sur un groupe déterminé de phénomènes qui répondent à une même définition. La première démarche du chercheur doit donc être de définir les choses dont il traite, afin que l'on sache bien de quoi il est question » (Durkheim, 1970). La précision sémantique de certains concepts utilisés abusivement voire usités s'avère indispensable à cette étude. C'est pourquoi, dans le cadre du présent travail, plusieurs concepts seront utilisés et méritent d'être clarifiés comme l'exige la démarche scientifique.

Micro-assurance santé : C'est un régime volontaire et contributif pour une communauté ayant un faible budget de trésorerie afin de lui permettre de faire face aux risques courus par ses membres. Pour le BIT STEP, 2003, la micro-assurance santé est « un instrument qui permet à plusieurs personnes de partager des risques. Les contributions des assurés sont mises en commun et servent à couvrir les dépenses des seules personnes affectées par la survenue de ces risques. Les risques couverts sont précisément déterminés. Les assurés renoncent à la propriété des cotisations versées et ne peuvent donc plus les réclamer. Ceux qui ne tombent pas malades paient pour ceux qui ont moins de chance. »

Mutuelle de santé : Association de personnes physiques ayant pour objet d'assurer le bien-être physique, psychique et social de ses membres et de leur famille dans un esprit de prévoyance et de solidarité sociale sans but lucratif.

Accessibilité : Capacité de la population ou d'un segment de la population d'obtenir des services de santé disponibles. Cette capacité est déterminée par des facteurs économiques, temporels, de localisation, culturels, organisationnels et informationnels, qui peuvent être des barrières ou des facilitateurs à l'obtention des services.

Projet : Pour Bosco Some J. (1984), « un projet est un système ouvert qui rassemble trois partenaires : les promoteurs, les bailleurs de fonds et les populations ». Lélé U. (1987) précisera qu'un projet peut englober « un champ bien défini d'activités qui se prêtent à une spécification, assez précise des objectifs à donner à la planification, au financement et à l'exécution dans une unité organisée et dont le début est nettement précisé, une série d'objectifs en fonction desquels on pourra juger des résultats, une fin précise et bien ordonnée ».

Du point de vue empirique, les projets sont soit opérationnalisés par des acteurs étatiques ou soit non étatiques ayant un statut d'organisation non gouvernementale (ONG).

Organisations Non Gouvernementales :

L'expression d'organisation non gouvernementale (ONG) est apparue en 1946 dans le vocabulaire juridique, à l'article 71 de la Charte des Nations Unies, avant d'être progressivement précisée par la jurisprudence et la pratique des relations internationales.

Selon Neubert D. (1997), ''les ONG sont des organisations privées d'aide qui mettent au point de façon indépendante des stratégies conduisant au bien-être et au développement. Elles ne sont ni des groupes ni des organisations d'entraide. Celles-ci s'intéressent au bien-être de leurs membres respectifs et sont orientées essentiellement vers la satisfaction de leurs intérêts. Les ONG par contre se préoccupent fondamentalement de la satisfaction de l'intérêt communautaire. Elles sont pour ainsi dire des organisations d'intérêt communautaire et social''. Mais, ''c'est au milieu des années quatre-vingts que les organisations non gouvernementales (ONG) ont été considérées comme porteurs d'espoir dans la politique de développement en Afrique. Il faudrait dorénavant compter sur/et avec elles et surtout en milieu rural'' (Musitu L., 2002).

Bénéficiaire (d'une mutuelle) : Toute personne qui, à titre d'adhérent ou de personne à charge, bénéficie des services de la mutuelle.

Cotisation : somme d'argent déterminée, périodiquement versée à la micro-assurance par l'adhérent pour bénéficier des soins sanitaires.

Droit d'adhésion : Somme d'argent versée à une micro-assurance communautaire par le nouvel adhérent au moment de son inscription : elle couvre les frais administratifs et n'est pas récupérable en cas de démission.

Période d'observation : Elle correspond au temps pendant lequel un nouvel adhérent paie ses cotisations sans avoir droit aux services de la micro-assurance. Cette période est nécessaire pour éviter que certaines personnes ne s'affilient uniquement au moment précis où elles en ont besoin et ne se retirent.

2.2- CADRE METHODOLOGIQUE

2.2.1- METHODES DE COLLECTE DES DONNEES

2.2.2- ZONAGE

2.2.3- Description de la zone d'intervention du Projet

Le Projet d'Appui aux Associations de Micro-Assurance pour la Santé Communautaire (AMASCO) est opérationnalisé dans trois départements du Sud du Bénin à savoir : Atlantique, Couffo et Zou comme le montre si bien le tableau 1. Il montre que le Projet d'Appui aux AMASCO est mis en œuvre dans 9 villages répartis dans trois départements du sud du Bénin.

2.2.3.1 Caractéristiques de la population à l'étude

Sur le plan économique, l'agriculture constitue la principale activité économique et la principale source de revenus des habitants. C'est une agriculture de subsistance basée sur l'utilisation de techniques et d'outillages très rudimentaires. Les principaux produits cultivés sont : le maïs, le manioc, le piment, l'arachide, le haricot, etc. Ces produits sont généralement vendus dans les marchés les plus proches à des prix dérisoires. Ensuite, on note la présence de quelques rares artisans notamment les vanniers et les potiers à Gbozoun, Setto, Dovogon et Azonmè et les femmes transformatrices de produits vivriers. Ces dernières participent en grande partie aux charges du ménage notamment les dépenses médicales malgré leurs maigres ressources financières. L'intervention du projet a permis d'apporter des appuis-conseils aux ménages dans le cadre du respect des règles d'hygiène et d'assainissement du milieu afin d'éviter les maladies et surtout la mise en place des micro-crédits nécessaires au développement des activités génératrices de revenus pour assurer le financement de leurs soins de santé.

Tableau 2 : Description de la zone d'intervention du projet AMASCO

Département	Commune	Villages pris en compte par le projet	Taille de l'Association				Dates de création	Montant des cotisations de 2007 à 2009	Cotisations 2010	Nombre de personnes prises en charge de 2007 à 2009
			Hommes	Femmes	Enfants	Total				
Zou	Zogbodomey	Dovogon	42	65	79	186	22/07/2004	671 350	72200	16
		Hadagon	32	56	40	128	02/11/2004	821 750	65600	36
	Djidja	Setto	115	161	99	375	30/06/2004	1 537 700	141300	59
	Bohicon	Avogbannan	40	128	50	218	23/08/2004	880 600	122100	21
	Agbangnizoun	Gbozoun 1	123	301	19	443	23/11/2004	874 600	358400	59
Couffo	Klouékanmey	Tokanmey-Kpodji	68	105	11 2	285	18/10/2004	901 000	178000	60
		Kpévidji	53	90	60	203	21/09/2005	526 000	55500	53
	Aplahoué	Dogohoué	187	201	80	468	13/10/2004	946 300	140300	71
Atlantique:	Toffo	Azonmè	60	84	78	222	21/09/2005	822 550	111300	28
Total	7	9	720	1191	617	2528	-	6 444 150	1244700	403

Source : Nos propres investigations, 2010

Sur le plan social, la communauté se mobilise pour apporter une assistance sociale aux membres de la communauté qui ont des problèmes   notamment en cas de décès, d'incendie, etc. Le niveau de cohésion et d'organisation sociale a connu une amélioration par rapport à la situation d'avant le démarrage du projet grâce au renforcement de la solidarité sociale par le partage des risques entre les membres de la communauté.

Sur le plan sanitaire, les pathologies les plus courantes sont : le paludisme, les maladies diarrhéiques, les infections respiratoires aigues, les infections sexuellement transmissibles, etc. Les quelques rares centres de santé existant dans ces villages ne sont pas du tout équipés

Sur le plan culturel, diverses pratiques culturelles s'observent au niveau des communautés au nombre desquelles l'organisation de cérémonies périodiques pour conserver la tradition. Différents groupes socio- culturels animent la vie des populations et sont constitués des danses traditionnelles telles que Zinli, toba, Agbadja, etc. En plus des fonctions distractives que jouent ces groupes, ils assument aussi le rôle éducatif à travers les messages véhiculés dans les chansons. Les religions pratiquées dans ces villages sont : le vodoun, le catholicisme et autres religions modernes. Malgré la divergence de la pratique religieuse, on remarque une forte cohabitation entre les pratiquants.

2.2.3.2 Groupes cibles et échantillonnage

2.2.3.2.1 Les groupes ciblés dans la population à l'étude

Ils sont au nombre de cinq, à savoir :

les bénéficiaires du projet (les populations avec comme unité statistique le ménage);

- les gestionnaires de projets (chargé de projet ou Responsables du CBDIBA) ;

- les prestataires de soins (médecins, infirmiers, sages-femmes) ;

- les responsables d'association de développement ;

- les personnes ressources (élu local, chef village, etc.).

2.2.3.2.2 Echantillonnage

Pour l'enquête quantitative

L'échantillonnage a porté sur les 9 villages appuyés par le projet. Ainsi, nous avons enquêté au total 1 200 personnes dont 20 prestataires de soins, 20 élus locaux, et 1 160 adhérents aux AMASCO. Ce qui représente un taux moyen de sondage de 8,82% de l'effectif de la population à l'étude.

Tableau 3 : Procédure d'échantillonnage

Département	Commune	Villages	Répartition de l'échantillon par enquêtés			Effectif de la Population (recensement 2002)	Taux de sondage (%)	Taille de l'échantillo n
			PS	EL	AD			
Zou	Zogbodomey	Dovogon	2	3	95	980	10,20	100
		Hadagon	2	2	96	637	15,69	100
	Djidja	Setto	3	3	94	5172	5,80	300
	Bohicon	Avogbannan	2	2	96	1561	9,60	150
	Agbangnizoun	Gbozoun 1	2	2	96	931	10,74	100
Couffo	Klouékanmey	Tokanmey-Kpodji	2	2	96	1021	9,80	100
	Aplahoué	Kpévidji	2	2	96	1711	8,76	150
		Dogohoué	3	2	95	848	11,80	100
Atlantique	Toffo	Azonmè	3	2	95	879	11,37	100
Total			20	20	1 160	13 740	8,82	1 200

Source : Nos propres investigations (2010)

PS : Prestataires de soins

EL : Elus locaux

AD : Adhérents aux AMASCO

Pour l'enquête qualitative

Quant à l'enquête qualitative, la méthode d'échantillonnage a été celle du choix raisonné. Ainsi, tous les ménages bénéficiaires ont été représentés dans le cadre de la réalisation de la présente étude.

2.2.2.3 Techniques et outils de collecte des données

Nous avons choisi les techniques d'enquête suivantes :

- *L'étude de documents* : l'étude de document est le dépouillement d'archives, qui de par son caractère confirmatif est « tout document sélectionné selon une stratégie bien précise et traité comme une donnée de la recherche, au même titre que le discours recueilli par l'interview... » (de KETELE et ROEGIERS, 1991).

- *Le guide d'entretien :* cet outil se présente comme un speech-event dans lequel une personne A (le chercheur) extrait une information d'une personne B (l'enquêté), information qui était contenue dans la biographie (vie privée et/ou professionnelle) de B.

- *Le questionnaire standardisé :* cet outil permet de mesurer les variables à partir des tests statistiques à faire.

- *La discussion de groupe (focus group) :* ce type d'entrevue est utilisé surtout en recherche qualitative pour approfondir les informations relatives à un thème de recherche donné. Le groupe peut créer une sorte de microcosme social où le chercheur peut identifier les valeurs, les comportements et noter le niveau de financement et d'accessibilité aux soins de santé par les bénéficiaires du projet d'appui aux AMASCO.

A cet effet, l'approche SEPO (succès, échec, potentialités, obstacles) sera utilisée pour mieux mettre en exergue l'accessibilité des populations aux soins de santé et surtout les forces et faiblesses du système mis en place.

- *L'observation :* elle permettra de répertorier les centres de santé où les communautés vont suivre les soins, l'accueil des participants, etc.

Ces différents outils sont administrés aux populations concernées, compte tenu du type de population et des analyses et traitements envisagés. Le tableau n°4 présente la répartition de ces outils suivant la population concernée par l'étude.

Tableau 4 : Répartition des outils de collecte de données suivant la population à l'étude

Population concernée	Outils de collecte de données	Types de traitements des données
-Les gestionnaires de projets	- Etude de documents -Guide d'entretien de type semi-structuré	-Revue documentaire -Analyse de contenu des discours recueillis
-Les bénéficiaires du projet	Questionnaire ménage	-Revue documentaire -Traitement quantitatif des informations (à l'aide de la fréquence, de la moyenne, des tableaux croisés, régressions, etc.) assorti de tests statistiques. - Analyse de contenu des discours recueillis
	Discussion de groupe	-Analyse de contenu des discours recueillis
Les prestataires de soins	Guide d'entretien de type semi-structuré	-Analyse de contenu des discours recueillis
Les personnes ressources, les élus locaux et les responsables d'association de développement	Guides d'entretien de type semi-structuré	-Analyse de contenu des discours recueillis

Source : Nos propres investigations (2010)

2.2.1.4 Recherche documentaire

Pour une bonne élucidation de la problématique de l'étude, il est mené une recherche documentaire dans le but de faire le point de la littérature sur les milieux d'étude (physique et humain) et sur les études antérieures (plan de développement communal, documents de projets, rapports d'activités, etc.). L'organisation de la recherche documentaire a été faite comme cela est indiqué par le tableau ci-dessous :

Tableau 5 : Organisation pratique de la recherche documentaire

N° d'ordre	Centre de documentation	Nature du document	Informations obtenus
01	Centres de documentation de la FASEG	Mémoires	Informations générales et méthodologiques, constitution de bibliographie
02	Bibliothèque centrale de l'UAC	Livres, thèses, articles	Informations générales et méthodologiques, constitution de bibliographie, développement de la problématique
03	Centre de documentation du PNUD	Livres	Informations globales sur le développement
04	Centre de documentation de l'IRSP à Ouidah	Livres	Informations générales développement de la problématique
05	Centre de documentation du Centre Béninois de Développement des Initiatives à la Base (CBDIBA)	Articles Rapports	Informations générales sur les zones ciblées et le projet

Source : Nos propres investigations (2010)

2.2.1.5. Nature de l'étude

Cette recherche obéit aux principes des sciences sociales et est perçue comme ''l'étude empirique multidimensionnelle des groupes sociaux contemporains et de leurs interactions, dans une perspective diachronique et combinant l'analyse des pratiques et celle des représentations'' (de Sardan, 1997).

Il a néanmoins pour spécificité de combiner approches qualitative et quantitative en vue d'atteindre les objectifs fixés. C'est ce qui a permis de choisir des outils appropriés à savoir : le questionnaire et le guide d'entretien pour les informations complémentaires. Ces outils utilisés permettront la collecte des données empiriques. Les données quantitatives et qualitatives disponibles sur les zones ciblées viendront renforcer la qualité de l'étude, car, il a sera procédé à une analyse croisée de ces données en rapport avec celles recueillies sur le terrain.

2.2.2 Méthodes d'analyse des données

2.2.2.1 Exploitation et traitement des données

L'étude combinera l'analyse documentaire, l'analyse statistique et l'analyse de contenu des données collectées.

Les questionnaires seront d'abord dépouillés, codifiés, saisis au logiciel *Epi info* et analysés à l'aide des logiciels *SPSS* et ECXEL Ce qui aura permis de déterminer les fréquences, les pourcentages, les moyennes, etc. Les tableaux et des graphiques issus de l'analyse seront convertis en fichier Excel.

En ce qui concerne les entrevues avec les informateurs clés, elles seront dépouillées, classées par thème et suivant les objectifs. Elles seront par la suite structurées en catégories de réponses qui présentent des caractéristiques ou des tendances semblables. A travers l'analyse de contenu du discours des enquêtés, il sera mis en exergue les facteurs qu'il faut associer de façon logique pour faciliter l'atteinte des objectifs de l'étude.

Une dernière activité consistera à faire une lecture transversale des résultats des différentes approches validées à la lumière de leurs spécificités.

2.2.2.2 Instruments de vérification des hypothèses de recherche

Le tableau n° 6 présente les outils d'analyse utilisés pour vérifier chaque hypothèse.

Tableau N° 6 : Instruments de vérification des hypothèses

	Hypothèses	Instruments d'analyse spécifiés
1	Il y a une cohérence entre les activités du projet et les besoins de la population en matière de santé	-Tableau d'analyse de la cohérence entre activités du projet et besoins sanitaires ; -Diagramme de liens entre activités et besoins sanitaires.
2	La contribution des structures de micro-assurance communautaire au financement des soins de santé est inférieure à la moitié des besoins.	-Graphique des adhérents à jour de leurs cotisations ; -Taux de recouvrement des cotisations (Montant cotisé x 100 / Montant cotisation attendue) ; -Proportion des cotisations consacrées aux dépenses médicales (Montant dépenses médicales x 100 / Montant cotisations) ; -Ratio frais de fonctionnement / Montant cotisation (Frais de fonctionnement x 100 / Montant cotisation) -Tableau cotisation / dépenses médicales + frais de fonctionnement (dépenses médicales + frais de fonctionnement x 100 / cotisations)
3	Plus de 80% de la population ont accès aux soins de santé via le projet.	-Tableau de l'accessibilité géographique des soins -Tableau de prise en charge des malades (Nombre de personnes prises en charge x 100 / adhérents en règle) -Tableau du niveau de satisfaction des soins (Enquête de satisfaction auprès des adhérents ayant été pris en charge) -Taux de pénétration des AMASCO (effectif total des adhérents x 100 / Effectif de la population du village)

Source : nos propres investigations, 2010

3- PRESENTATION ET ANALYSE DES RESULTATS

3.1   ANALYSE DES PRINCIPAUX PROBLEMES DE SANTE DANS LA ZONE D'INTERVENTION DU PROJET

Les informations collectés auprès du Ministère de la Santé du Bénin (données 2007) nous permettent de faire un résumé de la situation épidémiologique par département et communes en rapport avec les principaux problèmes sanitaires des populations. Seules les principales infections prises en charge par les AMASCO sont reprises dans le tableau 7 :

Tableau no 7: Situation sanitaire à partir des maladies prises en charges par l'AMASCO

Départements / communes	Zou	Commune sZogbodo mey, Bohicon Za-Kpota	Commune sde Abomey, Agbangnizoun Djidja	Atlanti-que, ue,	communes Allada, Toffo Zè,	Couffo	communes Aplahoué, Djakotomè Dogbo	communes Klouékalmey ,Lalo, Toviklin
Le taux de couverture en Centres de Santé	71% (76 CS)	72% (21 C S)	72% (24 C S)	92%, (71 CS).	85% (28 C S).	88%, (51 CS).	83 % (20 CS)	92% (31 CS)
Le taux d'incidence du paludisme simple pour 100 habitants	11,1			8		9,6		
Le taux d'incidence des Infections Respiratoires Aïgues (IRA)								
- pour 100 habitants	5,2	4,5	4,9	3,9 %	3,5%	2,3 %	3,7%	4,3%
- chez les enfants		33,7	34,7		29,6 %	19,8 %	31,6%	34,3 %

de 0 à 11 mois.								
cas de maladies diarrhéiques	22.499 cas causant 35 décès			3.720 cas causant 2 décès .		.727 cas		
Le taux d'incidence des lésions traumatiques pour 100 habitants en 2007	1,7	1,7	1,7	1,5		1,1.	1,2	1
taux de consultation prénatale	105%	99%	119%²	82%.		84%.		
nombre d'accouchements assistés	22.869	9.271	9.284	25.502	8.251	14.078,	7.657	6.421
Taux de mortalité périnatale pour 1000	33			32.		30.		

Source : Ministère de la santé, 2007

(²certaines femmes fréquentent plusieurs formations sanitaires et se font enregistrer plusieurs fois.)

³ le taux le plus bas de consultations prénatales au Bénin en 2007

Les différentes pathologies rencontrées dans les zones d'intervention du projet AMASCO varient d'un département à un autre. Comme le montre si bien le tableau ci-dessus les principales pathologies sont concentrées sur le paludisme qui constitue la principale cause de morbidité et de mortalité dans les villages, les maladies respiratoires, l'ulcère de buruli et les maladies diarrhéiques comme maladies infectieuses et enfin les maladies liées à la malnutrition qui concerne particulièrement les enfants de 0 à 5 ans où le taux de décès varie entre 15 à 30% des victimes selon les centres de santé consultés. Selon les mêmes sources, les personnes malades ou les membres de leur famille attendent généralement les derniers moments avant de se présenter dans les centres de santé ; ce qui aggrave voire complique les chances de survie des malades.

Sur l'ensemble des localités couvertes par le projet, le taux d'incidence du paludisme est le plus élevé dans le département du Zou, ensuite celui du Couffo et de l'Atlantique avec respectivement 11,1%, 9,6% et 8%. Cette maladie sévit principalement pendant la saison pluvieuse (Mai – Septembre) où les conditions climatiques sont très propices au développement des larves des moustiques.

Ces taux élevés s'expliquent d'une part, par la non prise de mesures prophylactiques notamment l'utilisation de moustiquaires imprégnées par les ménages. Il s'avère donc nécessaire que des séances de sensibilisation sur l'utilisation des moustiquaires imprégnées soient organisées et intensifiées dans les villages d'intervention du projet afin d'endiguer le mal qui constitue un problème de santé publique.

Ensuite, les infections respiratoires aigues frappent plus les enfants de 0 à 11 mois que les adultes. En effet, pour un taux d'infection respectif de 4,5% et 4,9% pour les zones sanitaires de Zogbodomey, Bohicon, Za-Kpota et d'Abomey, Agbangnizoun et Djidja dans le département du Zou, on enregistre un taux variable de 33,7 à 34,7% pour les enfants de 0 – 11mois. La situation est similaire dans les départements de l'Atlantique et du Couffo où on observe les mêmes tendances que celles du Zou. Les raisons qui expliquent ces tendances sont liées à la saison ou période notamment sèche où avec les vents secs appelés harmattan sont vecteurs de ces maladies. Les enfants sont plus sensibles à ces vents d'où la nécessité de prendre des soins appropriés en direction de cette couche qui est plus vulnérable.

Parmi les trois départements ciblés, le département du Zou est le plus touché par les maladies diarrhéiques avec 22 499 cas dont 35 décès soit 0,15%, 3 720 cas dans l'Atlantique avec 2 décès soit 0,05% et 2 727 cas dans le Couffo. La consommation d'eau de mauvaise qualité, le non respect des règles d'hygiène constituent les principales causes de cette maladie. Pour ce faire, des séances d'éducation sur le respect des règles d'hygiène de manière générale, la réalisation d'infrastructures d'eau potable permettront de réduire sensiblement le taux de prévalence de la maladie.

Si au niveau des maladies infectieuses les données statistiques sont sévères, les consultations prénatales sont par contre encourageantes avec des taux de 105% pour le Zou, 82% pour l'Atlantique et 84% pour le Couffo. Ces résultats sont le fruit des campagnes de sensibilisation organisées par le gouvernement et les organisations de la société civile notamment les ONG pour accroître le taux de fréquentation des centres de santé par les femmes enceintes.

3.2 ANALYSE DE LA RELATION DES ACTIVITES DU PROJET AMASCO PAR RAPPORT AUX PROBLEMES SANITAIRES DES BENEFICIAIRES

Il a été apprécié dan cette section l'existence et l'intensité des relations entre les activités du projet AMASCO et les problèmes sanitaires des populations cibles. L'analyse basée sur l'animation d'un focus group a donné des résultats validés par triangulation auprès des personnes ressources.

3-2-1 Analyse des liens entre les activités et les besoins sanitaires

L'analyse du tableau n° 8 fait remarquer que la réalisation d'une étude socio-économique a facilité l'identification des activités génératrices de revenus porteuses. Ce qui a favorisé l'émergence et le développement des activités économiques qui ont renforcé les capacités financières des adhérents aux AMASCO à travers une meilleure rentabilisation de leurs activités. Cependant, l'articulation entre les micro-crédits et la micro assurance initialement prévue par le projet n'a pas été judicieusement fécondée afin que le flux de financement mobilisé dans le cadre des activités économiques puisse être canalisé au profit des cotisations en vue de garantir des soins de santé appropriés.

En outre, les séances éducatives sur les soins préventives ont contribué à l'observation des règles d'hygiène et d'assainissement du milieu ; ce qui a été déterminant pour la réduction des maladies diarrhéiques et l'accès palustre.

La formation et le recyclage des animateurs de santé communautaire ont été très utiles pour la pérennisation des soins préventives et des acquis du projet. En effet, le renforcement des capacités d'intervention des animateurs de santé communautaire a contribué à une meilleure vulgarisation du projet et surtout les modes de transmission et de prévention des maladies.

Si la mise en place des micro-crédits a favorisé le développement des activités génératrices de revenus et le renforcement des pouvoirs économiques des adhérents, la prise en charge des malades ne s'en est pas suivie comme souhaité. Seulement 16% des adhérents ont été pris en charge. Les investigations ont permis de constater que les populations n'ont pas encore perçu la nécessité de cotiser pour les soins de santé. Il urge donc d'élaborer et de mettre en œuvre un dispositif communicationnel sur les AMASCO afin que les populations adhèrent davantage au système.

Enfin, la signature des conventions de collaboration avec les centres de santé a amélioré la qualité et a réduit la tarification des soins de santé au niveau de certains villages. Ce qui constitue un atout majeur pour le démarrage de la prise en charge des malades et de l'accessibilité des soins de santé.

L'analyse de la cohérence des activités avec les besoins sanitaires des populations est synthétisée dans le tableau n°8:

Tableau n° 8 : Analyse de l'existence de liens entre activités et besoins sanitaires

Activités	Pourcentage de réalisation	Changements induits	Besoins sanitaires
Réalisation d'une étude socio-économique	100%	-Identification des activités génératrices de revenus porteuses	Rentabilisation des activités génératrices de revenus
Organisation de séances d'information d'éducation et de communication sur les modes préventifs des maladies liées à l'hygiène et l'assainissement du milieu	100%	-Réduction des maladies diarrhéiques et paludiques grâce à l'utilisation des moustiquaires imprégnées et l'observation des règles d'hygiène	Meilleure connaissance des modes de transmission des maladies
Formation et recyclage des animateurs de santé communautaire et des élus des organes	100%	Amélioration de la capacité d'intervention des animateurs de santé communautaire et des relais communautaires	Pérennisation des soins de santé préventive
Mise en place de micro- crédits pour le développement des activités génératrices de revenus	100%	Renforcement des capacités financières des membres des associations	Accès facile aux soins de santé
Signature de contrats avec les centres de santé conventionnés	100%	-Amélioration de la qualité des soins de santé ; -Tarification réduite	Soins de santé à coût réduit
Prise en charge des malades	16%	Baisse du taux de morbidité et de mortalité	Soins de santé accessibles à tous les adhérents

Source : Nos propres investigations, 2010

3-2-2- Liens entre activités et problèmes sanitaires

Le diagramme n°2 réalisé par les communautés sous notre facilitation montre que les activités du projet et les problèmes sanitaires des populations sont liées à des degrés divers. Trois niveaux de liens s'observent à partir de l'analyse du diagramme.

Le premier niveau met en relief des relations fortement liées entre les problèmes sanitaires « développement des maladies dans le milieu - faible capacité de gestion des animateurs de santé communautaire et des élus des organes - la mobilisation de cotisation des adhérents difficile » et les activités du projet « Organisation de séances d'information d'éducation et de communication sur les modes préventifs des maladies liées à l'hygiène et l'assainissement du milieu - formation des animateurs de santé communautaire et des élus des organes des AMASCO - Mise en place de micro- crédits ». Malgré la forte corrélation entre les besoins sanitaires et les activités du projet, il a été remarqué que les micro-crédits ont une incidence relativement faible sur le degré de cotisation des membres. Trois facteurs importants expliquent cette situation :

- La mise en place des micro-crédits n'a pas été faite sur la base de critères rigoureusement établis;

- L'utilisation des micro-crédits pour d'autres fins par les bénéficiaires (remboursement de crédits antérieurement contractés auprès d'autres structures de microfinance, utilisation des crédits pour la satisfaction des besoins vitaux, etc.) ;

- Le suivi de la gestion des crédits mis en place n'a pas été organisé de manière systématique par le CBDIBA; ce qui constitue une défaillance dans le dispositif de suivi et de gestion du portefeuille de crédit de l'organisation.

Le second niveau est caractérisé par une forte intensité de la relation entre les problèmes sanitaires et les causes des problèmes mais reste moyenne entre les causes et les activités du projet. En effet, si la signature des contrats avec les centres de santé conventionnés a permis de corriger les défaillances dans la tarification des soins au niveau des adhérents et les prestations de service offertes dans certains villages, elles demeurent cependant élevées dans d'autres villages pour deux raisons :

- La surfacturation des soins sanitaires;

- La non harmonisation des tarifs lors de la signature des contrats entre les centres de santé et les responsables des AMASCO.

Il est donc impérieux d'organiser des séances de concertation entre les responsables des AMASCO et les responsables des centres de santé conventionnés avant le démarrage des prises en charge. Ceci permettra d'harmonier d'une part les tarifs des soins mais aussi d'améliorer la qualité des soins offerts aux adhérents.

Le troisième niveau est fondé sur une intensité moyenne des relations entre les problèmes sanitaires, les causes des problèmes et les activités du projet. Ainsi donc, l'articulation entre « activités – problèmes – causes » ne s'est pas traduite de manière réaliste et réalisable. En effet, la plupart des activités identifiées dans le cadre de la réalisation de l'étude socio-économique ne convergent pas avec les aspirations économiques des populations et ne s'intègrent pas dans les activités génératrices habituellement pratiquées par les groupes cibles. De même, la non diversification des activités génératrices de revenus a engendré la saturation du marché par des produits de même nature, occasionnant ainsi de la mévente.

Pour illustrer ces relations, nous avons fondé notre analyse sur le diagramme ci-après :

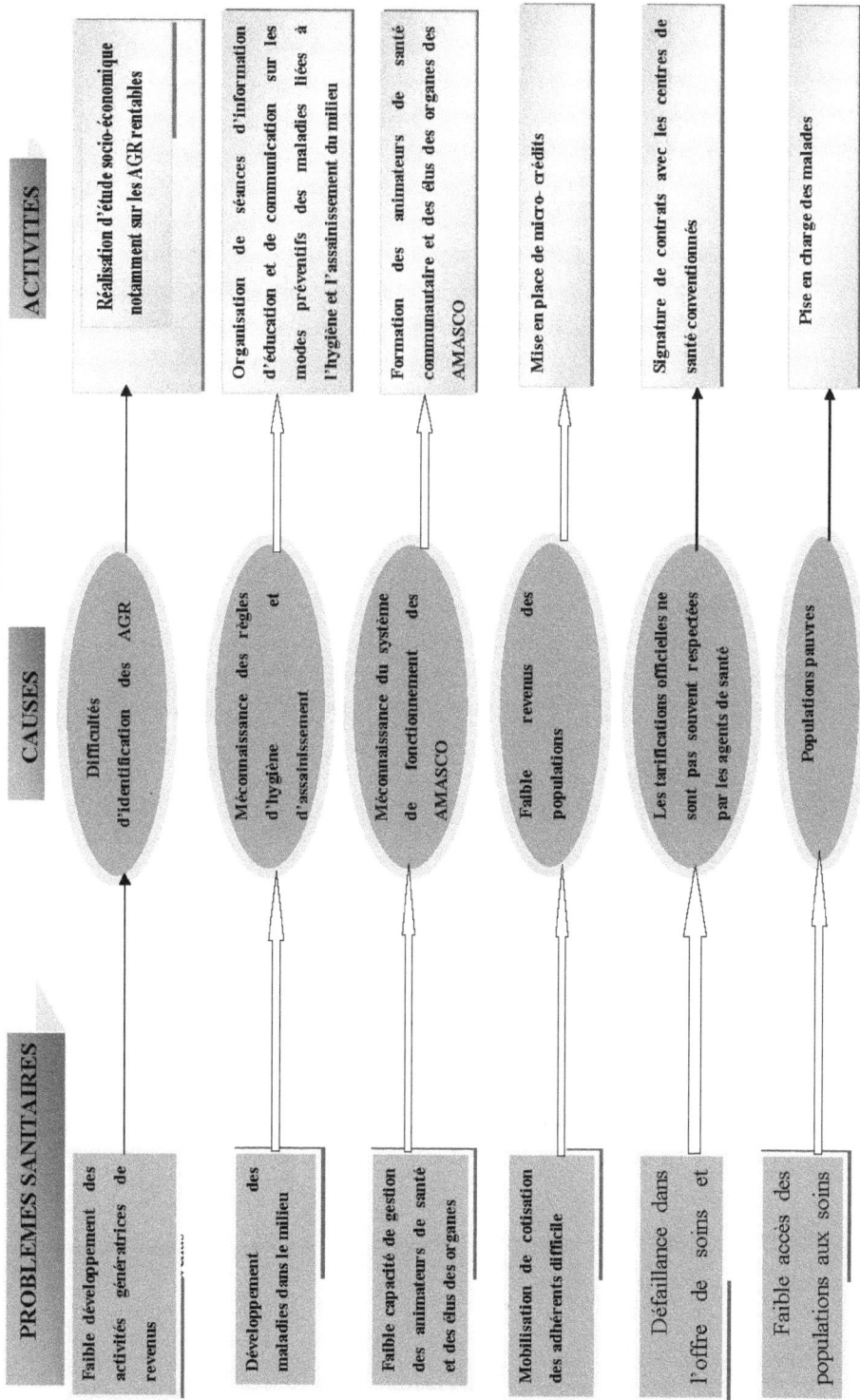

Diagramme n°2 : Liens entre activités et problèmes sanitaires

PROBLEMES SANITAIRES

PROBLEMES SANITAIRES	CAUSES	ACTIVITES
Faible développement des activités génératrices de revenus	Difficultés d'identification des AGR	Réalisation d'étude socio-économique notamment sur les AGR rentables
Développement des maladies dans le milieu	Méconnaissance des règles d'hygiène et d'assainissement	Organisation de séances d'information d'éducation et de communication sur les modes préventifs des maladies liées à l'hygiène et l'assainissement du milieu
Faible capacité de gestion des animateurs de santé et des élus des organes	Méconnaissance du système de fonctionnement des AMASCO	Formation des animateurs de santé communautaire et des élus des organes des AMASCO
Mobilisation de cotisation des adhérents difficile	Faible revenus des populations	Mise en place de micro-crédits
Défaillance dans l'offre de soins et	Les tarifications officielles ne sont pas souvent respectées par les agents de santé	Signature de contrats avec les centres de santé conventionnés
Faible accès des populations aux soins	Populations pauvres	Pise en charge des malades

Légende

Liens élevés :

Liens moyens :

Au regard de l'analyse faite sur l'hypothèse n° 1, il ressort qu'il existe une corrélation entre les activités du projet et les besoins sanitaires des bénéficiaires. Quoique cette corrélation ne se manifeste pas avec la même intensité, elle traduit les aspirations des populations dans le domaine de la prise en charge des soins de santé.

Photo n° 1 : Réunion mensuelle des élus des organes de l'AMASCO d'Azonmè

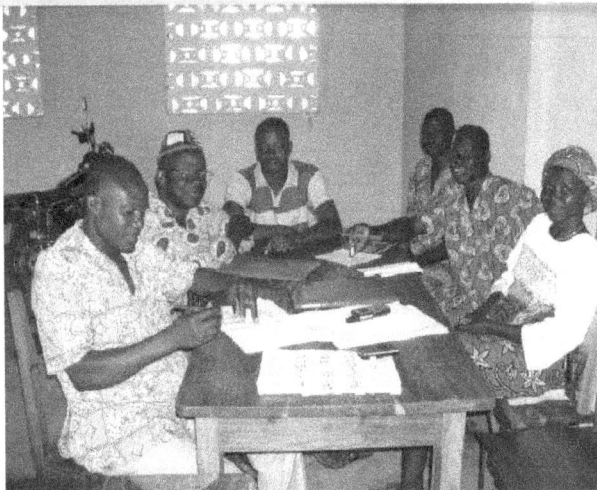

Source : Photo WEWE Daniel, 2010

3.3 ANALYSE DU FINANCEMENT DES SOINS DE SANTE PAR LES AMASCO

Le financement des soins de santé au niveau des AMASCO est promu comme un mode de rationalisation de la dépense communautaire dans les soins. Ce financement est constitué des frais d'adhésion et de cotisation des adhérents. Toutefois, les cotisations représentent l'essentiel des ressources financières destinées à assurer la prise en charge des malades. Dans un environnement où la maladie est considérée du point de vue socio-anthropologique comme un ensemble de représentations, de perceptions spirituelles ou culturelles, il n'est pas toujours évident de cotiser pour la maladie, quand on s'imagine à priori que le faire, serait une manière de l'attirer. Nonobstant, les communautés sont de plus en plus conscientes de la nécessité de cotiser pour une prise en charge optimale de leurs soins de santé, dès lors que la régularité de la cotisation est un élément important pour la viabilité financière de l'AMASCO. Cette section sera consacrée donc à l'analyse du financement des associations à travers une appréciation de la régularité dans le paiement des cotisations et du taux de recouvrement, la proportion des cotisations consacrée aux dépenses médicales.

3.3.1 Régularité dans le paiement des cotisations

La proportion des adhérents en règle pour leurs cotisations varie de 83,33% à Azonmè et 97,59 à Kpévidji. Ce taux est très élevé vu la capacité financière des populations. Cela dénote de l'intérêt particulier que les communautés accordent à leur santé d'une part et la fluidité du mécanisme de mobilisation des cotisations mis en place par le projet d'autre part. En effet, dans le dispositif de mise en œuvre du projet, il est prévu le renforcement de la capacité de cotisation des membres à travers une articulation judicieuse entre micro-assurance et micro-finance. Il s'agit en fait d'octroyer de micro-crédits à faible taux d'intérêts aux adhérents afin qu'ils développent des activités génératrices de revenus porteuses pour non seulement honorer leurs cotisations mais aussi faire face à leurs besoins de base. Une étude socio-économique a été préalablement réalisée afin d'orienter les bénéficiaires dans le choix des activités génératrices de revenus porteuses.

Les investigations menées dans le cadre de la mobilisation des cotisations auprès des responsables du projet ont permis de comprendre qu'au démarrage des interventions, un effort a été fait afin d'apurer et de fiabiliser la liste des adhérents. Le principe qui sous-tend cette fiabilisation est que tout membre des AMASCO qui n'est pas régulier dans la cotisation ne peut pas être inscrit dans le fichier des adhérents et par conséquent ne peut prétendre bénéficier de quelques prestations que ce soit. Ce principe opérationnel constitue le point de départ pour une meilleure visibilité de l'appréciation du niveau de recouvrement des cotisations.

Le graphique n° 1 indique la proportion des adhérents en règle vis-à-vis de leurs cotisations :

Graphique no 1. : Adhérents à jour de leur cotisation

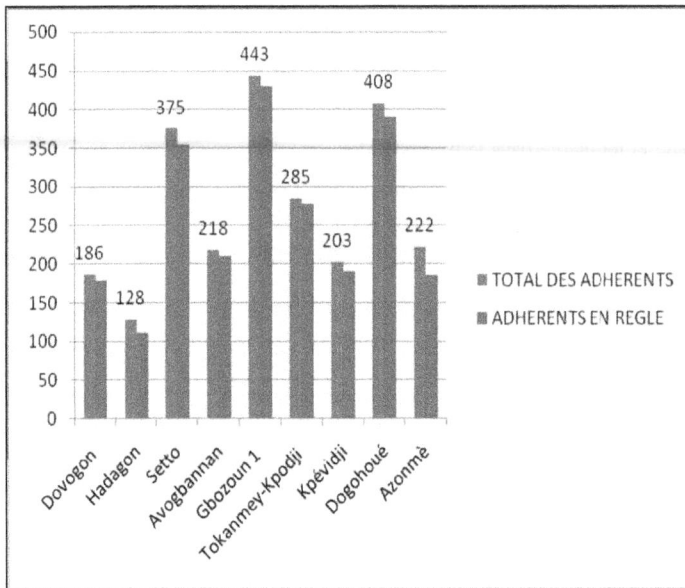

Source : Nos investigations 2010

Le taux de recouvrement de cotisations des AMASCO varie de 27,42% (Gbozoun 1) à 89,16% (Hadagon), avec une moyenne de 43,85%. Ce qui est remarquable, est qu'hormis Hadagon dont le taux de recouvrement est plus élevé, les autres associations présentent de déficience par rapport au niveau de cotisation attendu. Cette déficience est due au fait que les membres éprouvent des difficultés à cotiser d'une part et la limitation dans la prise en charge des maladies par les associations d'autre part. Suivant le principe initialement retenu avec les AMASCO, la mise en place des micro-crédits devrait normalement renforcer la capacité de cotisation des adhérents. Cependant, on constate une irrégularité dans les cotisations qui s'explique par le fait que d'une part les perceptions socio-culturelles de la maladie sont très ancrées dans les comportements et d'autre part par la faible capacité de gestion des bénéficiaires des micro-crédits et la non opérationnalité du dispositif de suivi de ces micro-crédits.

Face à tout ce qui précède, il est nécessaire pour le promoteur du projet d'organiser des séances de sensibilisation et de conscientisation des adhérents des AMASCO sur des perceptions qui pourraient porter une entrave à leur développement. Il urge également d'organiser des formations spécifiques aux bénéficiaires des micro-crédits et d'assurer le suivi rigoureux de ces micro-crédits mis en place en vue de faciliter l'atteinte optimale des résultats du projet. Car, les micro-crédits peuvent être la source de la léthargie des associations s'ils ne sont pas équitablement répartis entre les bénéficiaires et s'ils ne sont pas bien gérés.

Le tableau ci-dessous indique le taux de recouvrement des cotisations

Tableau no 9. : Taux de recouvrement des cotisations

Villages pris en compte par le projet	MONTANT ATTENDU (FCFA)	MONTANT COTISE (FCFA)	TAUX DE RECOUVREMENT DES COTISATIONS (%)
Dovogon	1 339 200	671 350	50,13
Hadagon	921 600	821 750	89,16
Setto	2 700 000	1 537 700	56,95
Avogbannan	1 569 600	880 600	56,10
Gbozoun 1	3 189 600	874 600	27,42
Tokanmey-Kpodji	2 050 000	901 000	43,95
Kpévidji	1 461 600	526 000	35,98
Dogohoué	3 369 600	946 300	28.08
Azonmè	1 598 400	822 550	51,46
TOTAL	**18 199 600**	**7 981 850**	**43,85**

Source : Nos propres investigations, 2010

3.3.2 Appréciation de la proportion des dépenses médicales par rapport aux cotisations

Les AMASCO ont consacré 07,38% à 22,35% du montant de leurs cotisations aux dépenses médicales. Les dépenses médicales sont celles engagées dans les soins de santé des membres. Ce qui est encore supportable par les associations. Cependant, on note une certaine variabilité dans la moyenne des dépenses médicales d'une association à une autre. Cette variabilité s'explique par deux facteurs fondamentaux à savoir le souci de rationalisation des dépenses médicales au niveau de certaines associations et la non internalisation des enjeux de l'AMASCO par les prestataires de soins. Plus ces facteurs sont respectés au niveau d'une association, moins les dépenses sont élevées et plus les chances de viabilité de l'association sont plus fortes.

Lorsqu'on compare le rythme de cotisation à celui de la prise en charge, on se rend aisément compte que les associations doivent rechercher des ressources financières supplémentaires pour couvrir les besoins assuranciels de leurs membres afin d'assurer des garanties suffisantes pour un lendemain meilleur.

Le tableau ci-dessous indique le rapport ''dépenses médicales / cotisations''

Tableau n° 10 :Proportion des cotisations consacrées aux dépenses médicales

VILLAGES D'INTERVENTION	MONTANT DES COTISATIONS (FCFA)	MONTANT DES DEPENSES MEDICALES (FCFA)	NOMBRE DE PERSONNES PRISES EN CHARGE	PROPORTIONS ''DEPENSES MEDICALES / COTISATIONS'' (%)
Dovogon	671 350	49 555	16	7,38
Hadagon	821 750	135 215	36	16,45
Setto	1 537 700	152 465	59	9,91
Avogbannan	880 600	64 990	21	7,38
Gbozoun 1	874 600	129 690	59	14,82
Tokanmey-Kpodji	901 000	134 785	60	14,95
Kpévidji	526 000	117 595	53	22,35
Dogohoué	946 300	189 185	71	19,99
Azonmè	822 550	115 275	28	14,01
TOTAL	7 981 850	1 088 755	403	13,64

Source : Nos propres investigations, 2010

3.3.3 Appréciation du ratio '' frais de fonctionnement / montant des cotisations''

Les AMASCO présentent un ratio frais de fonctionnement / cotisation qui varie de 3,32% (Setto) à 32,28% (Kpévidji). Hormis Kpévidji où ce taux est relativement acceptable, les autres AMASCO présentent des ratios très bas. Ceci s'explique par le fait que la faiblesse des adhésions a un impact sur la mobilisation des cotisations.

De plus, les frais d'adhésion par membre (500 FCFA pour une personne, 1500 pour 2 à 4 personnes) sont insuffisants pour couvrir les frais de fonctionnement des associations dont les besoins sont plus importants. En effet, les dépenses liées au fonctionnement couvrent les déplacements des élus des organes, les fournitures de bureau, les frais de communication et autres frais. Or, l'autonomisation d'une association se mesure par rapport à sa capacité à mobiliser des ressources propres pour faire face à ses charges de fonctionnement.

Deux possibilités s'offrent donc aux AMASCO pour sortir de cette situation :

- augmenter le montant des adhésions dans l'optique de générer plus de ressources pour les frais de fonctionnement. Dans ce cas précis, l'augmentation doit tenir compte de la capacité de paiement des adhérents ;

- renforcer les capacités de financement des adhérents à contribuer davantage aux charges de fonctionnement des AMASCO à travers la mise en place de fonds spécifiques pour le développement des activités génératrices de revenus.

Une étude devra être réalisée par le promoteur des associations afin d'analyser les capacités réelles des adhérents à payer les frais de fonctionnement et de cotisation qui favorisent une vitalité financière des AMASCO à moyen et long terme.

Le tableau ci-dessous indique le ratio '' frais de fonctionnement / montant des cotisations''

Tableau no 11: Ratio '' frais de fonctionnement / montant des cotisations''

VILLAGES D'INTERVENTION	FRAIS DE FONCTIONNEMENT (FCFA)	MONTANT DES COTISATIONS (FCFA)	RATIO '' FRAIS DE FONCTIONNEMENT / COTISATIONS'' (%)
Dovogon	63 500	671 350	9,04
Hadagon	87 500	821 750	10,64
Setto	51 200	1 537 700	3,32
Avogbannan	70 100	880 600	7,96
Gbozoun 1	71 695	874 600	8,19
Tokanmey-Kpodji	140 455	901 000	15,58
Kpévidji	185 600	526 000	32,28
Dogohoué	67 000	946 300	7,08
Azonmè	58 600	822 550	7,12
TOTAL	**795 650**	**7 981 850**	**9,96%**

Source : Nos propres investigations, 2010

3.3.4 Comparaison entre les recettes totales et les dépenses totales

Globalement 13,24% à 32,04% des cotisations des AMASCO ont été consacrées aux dépenses médicales et au fonctionnement. En analysant le ratio cotisation / dépenses médicales et frais de fonctionnement, on se rend compte qu'en dehors de Tokanmè-Kpodji et Dogohoué qui ont respectivement 30,54% et 32,04%, les autres AMASCO ont enregistré un taux relativement bas. Ces taux pourraient être encore plus réduits si les différents organes gèrent rationnellement les frais de fonctionnement et si les prestations de soins ne sont pas surfacturées. Car, il a été remarqué que certains centres de santé dépassent les normes prévues par le projet en ce qui concerne le traitement d'une maladie donnée. Pour ce faire, le CBDIBA devra organiser des séances d'information et de clarification en direction des prestataires de soins et des élus des organes des AMASCO sur le système de tarification et les dépenses éligibles.

Le tableau n° 12 indique le ratio ''cotisation/dépenses médicales + frais de fonctionnement.

Tableau no 12: Ratio ''cotisation/dépenses médicales + frais de fonctionnement

VILLAGES D'INTERVENTION	COTISATION	FRAIS DE FONCTIONNEMENT + DEPENSES MEDICALES	RATIO '' COTISATION / DEPENSES MEDICALES + FRAIS DE FONCTIONNEMENT (%)
Dovogon	671 350	113 055	16,83
Hadagon	821 750	222 715	27,10
Setto	1 537 700	203 665	13,24
Avogbannan	880 600	135 090	15,34
Gbozoun 1	874 600	201 385	23,02
Tokanmey-Kpodji	901 000	275 240	30,54
Kpévidji	526 000	303 195	28,59
Dogohoué	946 300	256 185	32,04
Azonmè	822 550	173 875	21,13
TOTAL	7 981 850	1 884 405	23,60

Source : Nos propres investigations, 2010

Les investigations menées dans le cadre de l'hypothèse n° 2 montrent que le taux de recouvrement des cotisations est insuffisant et ne permet pas un financement conséquent et régulier des soins de santé, étant entendu que les cotisations constituent la principale source de financement des soins. Au regard de la disponibilité financière des associations, seulement 13,64% des dépenses médicales sont consacrées aux soins de santé. Ce qui restreint l'accessibilité des soins de santé par les populations.

3.4. ANALYSE DE L'ACCESSIBILITE AUX SOINS DE SANTE PAR LES POPULATIONS BENEFICIAIRES

Partant du principe que l'utilisation des services de santé formels comme le degré de concordance entre les caractéristiques des services de santé est la preuve de l'accès, celui-ci peut donc globalement être évalué par la proportion des besoins qui débouchent sur une demande de soins formels, que ce soit directement ou après une période d'automédication. A l'inverse, la proportion des besoins perçus qui ne s'expriment pas sous forme de demande traduit l'ensemble des barrières à l'accès. Toutefois, ces barrières ne doivent pas être considérées comme absolues dans la mesure où la majorité des épisodes ont d'abord été traités par automédication, le plus souvent avec succès.

3.4.1 Localisation des centres de santé par rapport aux groupes cibles

L'accès aux soins de santé tient avant tout compte de l'espace géographique qui sépare des groupes cibles aux formations sanitaires. Si l'offre de soins est disponible et que la distance séparant les groupes cibles et les formations sanitaires est importante, il ne peut y avoir véritablement d'accès aux soins. C'est pourquoi, une localisation de la population à l'étude par rapport aux prestataires de soins permettra d'apprécier l'accessibilité géographique des soins de santé.

Tableau n° 13: Distance du village par rapport au centre de santé

VILLAGES D'INTERVENTION	CENTRE DE SANTE LE PLUS FREQUENTE	DISTANCE DU CENTRE VILLAGE PAR RAPPORT AU CENTRE DE SANTE
Dovogon	C S de Zogbodomey	3 km
Hadagon	Centre de santé Privé de Hadagon	Du village
Setto	CS de Setto	Du village
Avogbannan	CS	4km
Gbozoun 1	CS Agbangnizoun	2, 5km
Tokanmey-Kpodji	Lanta	7km
Kpévidji	Adja Honmè	6km
Dogohoué	Kissamè	3km
Azonmè	CS de Azonmè	Du village

Source : Nos propres investigations, 2010

CS : Centre de Santé

La distance la plus importante des villages par rapport à un centre de santé le plus fréquenté se situe à 7 km. Ce qui implique logiquement que la distance n'est pas un facteur d'accès des soins de santé, comparativement à certaines zones du Bénin (Nord du pays) où les distances séparant les villages aux centres de santé sont longues (15 à 20km).

Par ailleurs, certains villages ont signés des conventions avec des formations sanitaires plus proches d'eux (2km) mais ne vont pas se faire soigner dans ces centres. C'est le cas de Tokanmè-Kpodji et de Lanta où les populations estiment qu'ils ne sont pas bien accueillies par les prestataires de soins et par conséquents ne sont pas satisfaits des soins administrés. Cela voudra dire également que les populations sont prêtes à s'offrir des soins de qualité quoiqu'en soit les problèmes de distances.

Une séance de sensibilisation en direction des adhérents et de conscientisation des dispensateurs de soins s'avère nécessaire afin de faire réduire la distance que parcourent ces populations dans l'accès géographique aux soins de santé.

Graphique n° 2: Distances par rapport aux centres de santé

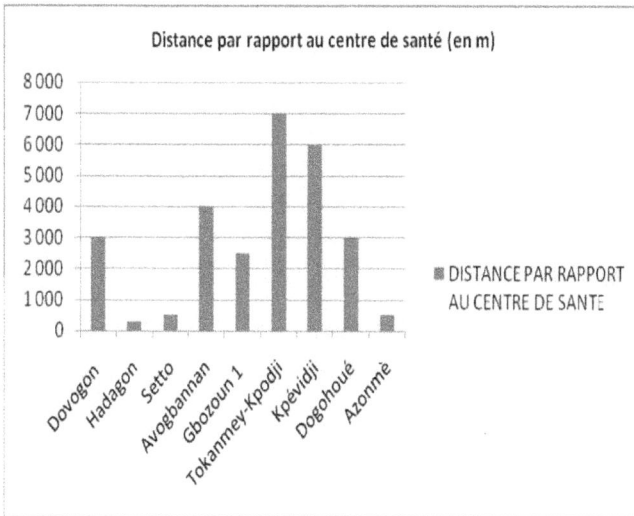

Distance par rapport au centre de santé (en m)

■ DISTANCE PAR RAPPORT AU CENTRE DE SANTE

Source : Nos propres investigations, 2010

3.4.2 Appréciation de la liste des maladies couvertes

Les deux tiers des bénéficiaires jugent incomplète la liste des maladies couvertes par les AMASCO et estiment qu'elles pourraient être complétées. Cette situation pose la question des procédures ayant abouti au choix des problèmes de santé par les AMASCO. S'il est vrai qu'il est prudent de ne pas prendre en compte plusieurs maladies au début de toute association mutualiste, s'il est vrai également qu'on doit éviter de prendre en compte les choix individuels, il est néanmoins envisageable de penser à une révision de cette liste à la hausse. Mais ceci ne sera possible que si les AMASCO présentent de bons bilans financiers et si les AMASCO s'engagent à revoir également leurs cotisations à la hausse. Les difficultés de cotisation étant déjà récurrentes au niveau des associations, il est possible d'envisager une micro-assurance à géométrie variable. Ce qui suppose que les adhérents cotiseraient pour une assurance de base et paieraient davantage en fonction des maladies supplémentaires qu'elles veulent prendre en charge. Dès lors, des études pourraient être réalisées pour apprécier ce dont les adhérents ont potentiellement besoin (en fonction de leur profil) et du coût supplémentaire lié à chaque alternative. Des dispositions seraient également prises pour mettre en place cette nouvelle dynamique. Chaque AMASCO aurait dès lors un "package" différencié en fonction, par exemple, de l'éloignement par rapport au centre de santé, du profil socio-économique des adhérents, etc.

En effet, jusqu'à présent, le crédit octroyé dans le cadre de la prise en charge des AMASCO couvraient uniquement les soins de santé primaires à savoir le paludisme simple, les maladies diarrhéiques, les maladies respiratoires, les petites chirurgies, les consultations prénatales et accouchement simples.

L'enquête menée auprès des adhérents a révélé que le faible taux de consultations enregistré au niveau des associations est, entre autre, lié à la couverture insuffisante de cette prise en charge que certains adhérents souhaiteraient élargir.

3.4.3 Utilisation des soins sanitaires par les adhérents

Les adhérents à jour de leur cotisation peuvent bénéficier des prestations de soins auprès des centres de santé conventionnés jusqu'à concurrence du montant de leur cotisation. Ils peuvent également se faire octroyer des crédits au sein de l'AMASCO égal au double du montant de leur cotisation, quitte à rembourser après la guérison. En cas de décès, le crédit est comptabilisé dans les pertes et profits de l'association.

Malgré ces possibilités offertes aux adhérents de jouir des soins de santé, force est de constater que le taux de fréquentation des formations sanitaires demeurent faibles comme le montre si bien le tableau ci-après :

Tableau no 14 : Prise en charge des malades

Villages	ADHERENTS EN REGLE	NOMBRE DE PERSONNES PRISES EN CHARGE	RATIO ADHERENTS / PERSONNES PRISES EN CHARGE EN REGLE
Dovogon	178	16	8,98
Hadagon	111	36	32,43
Setto	354	59	17,10
Avogbannan	210	21	10
Gbozoun 1	430	59	13,72
Tokanmey-Kpodji	278	60	21,58
Kpévidji	190	53	27,89
Dogohoué	390	71	18,20
Azonmè	185	28	15,13
TOTAL	2 389	403	16,86

Source : Nos investigations, 2010

Graphique n°3: Personnes prises en charge

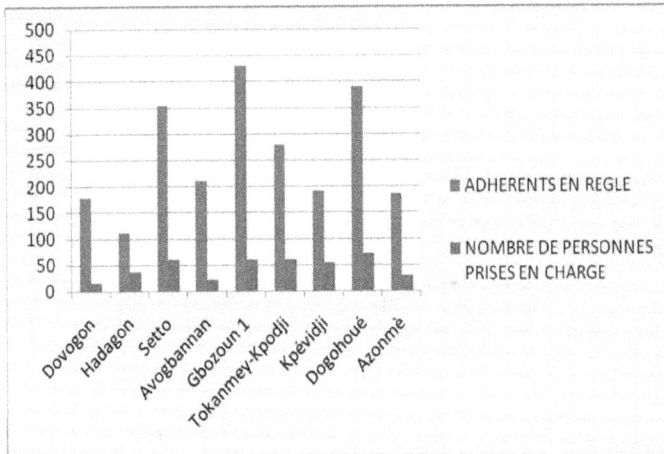

Source : nos propres investigations, 2010

Le tableau et le graphique ci-après montrent que le nombre de personnes prises en charge au niveau des associations est très faible au regard des défis à relever en matière de santé communautaire. En effet, le ratio prise en charge et adhérents à jour de leur cotisation est variable d'un village à un autre (entre 8,98% et 32,43% avec une moyenne de 16,86%). Alors que le taux moyen de fréquentation des centres de santé est estimé globalement à 17,08% dans les zones d'intervention du projet, la moyenne observée dans les villages cibles est de 16,86%. Les maladies prises en charge concernent principalement le paludisme (70% sur l'ensemble des maladies prises en charge), les affections respiratoires (10%), les maladies diarrhéiques (5%) et autres maladies (10%). Les investigations ont permis de constater que trois facteurs principaux expliquent cette situation :

Dans un premier temps, la gamme de maladies prises en charge par les AMASCO ne satisfait guère les attentes des adhérents. Ces derniers estiment que la prise en charge doit s'étendre à toutes les maladies afin de leur permettre d'assurer les soins de santé appropriés. Mais, cette option peut s'avérer dangereuse pour des associations assurantielles communautaires qui n'ont pas une solidité financière et qui éprouvent déjà des difficultés à se maintenir.

Le deuxième facteur est lié à la perception socio-anthropologique communautaire de la maladie. Comme il a été mentionné plus haut, le fait de cotiser pour la maladie est compris comme une manière de s'attirer la maladie et par conséquent le malheur. Bien que cette conception n'ait aucun fondement scientifique, elle constitue, à bien d'égard, un obstacle majeur à l'adhésion et au développement des associations.

Ailleurs (à Hadagon, Kpévidji et Tokanmè-Kpodji), on a clairement évoqué le fait que les recours traditionnels (tisanes, herbes, etc.) pour les soins de premiers échelons sont tout aussi efficaces et moins coûteux (en temps et argent). Ces genres de raisonnements ne sont pas surprenants dans le fonctionnement des mutuelles ou micro assurances de santé en Afrique, notamment en Afrique de l'Ouest : Dubois (2002) avait établi que plus de 19% de membres à jours de leurs cotisations dans une mutuelle de santé au Burkina Faso recouraient, en premier lieu, aux soins de santé traditionnels.

Enfin, la mutualisation des risques au sein des AMASCO n'est pas bien internalisée par les adhérents qui restent toujours dans la logique de « tontine » malgré les séances d'information des agents du projet. Il est donc impérieux d'organiser des séances de sensibilisation et de communication des adhérents des AMASCO ainsi que les non adhérents sur le bien-fondé de ce dispositif assuranciel notamment sur les fausses conceptions qui peuvent entraver l'éclosion des AMASCO.

3-4-4 Appréciation de la qualité des soins

70,60% des bénéficiaires sont entièrement satisfaits de la qualité des soins administrés par les formations sanitaires contractantes alors que 29,40% estiment que les soins prescrits ne sont pas en adéquation avec les maux dont ils souffrent. Cette situation s'explique par les ruptures fréquentes de médicaments ainsi que l'accueil défectueux du personnel soignant. En effet, l'accueil des patients est également un élément capital dans le dispositif thérapeutique. 45% des patients estiment qu'ils sont très mal accueillis dans les centres de santé conventionnés notamment les centres de santé publics.

Tableau n° 15 : Niveau de satisfaction de la qualité des soins

Villages	Satisfaits	Non Satisfaits
Dovogon	85	15
Hadagon	90	10
Setto	210	90
Avogbannan	99	51
Gbozoun 1	62	38
Tokanmey-Kpodji	75	25
Kpévidji	51	49
Dogohoué	72	28
Azonmè	68	32
TOTAL	812 70,60	338 29,40

Source : Nos investigations, 2010

Il est donc impérieux de trouver une solution à ce problème qui, s'il perdure, pourrait entraver le développement durable des AMASCO. La proposition de création de dépôts pharmaceutiques tant souhaités par les mutualistes doit être prise avec réserve. En effet toute solution envisagée doit être en adéquation avec les orientations de la politique nationale en matière de santé. Il est donc souhaitable que les actions à mener contribuent au renforcement du dispositif existant dans les formations sanitaires. La création isolée de dépôts pharmaceutiques n'est donc pas la solution idéale à cette situation.

Il est donc nécessaire pour le CBDIBA d'inclure dans les conventions signées avec les centres de santé, l'accueil des patients comme un élément essentiel sur lequel devrait porter l'offre de soins. De la même manière, les responsables du projet doivent veiller au suivi de l'accueil des patients afin d'éviter certains désagréments préjudiciables à l'accès aux soins de santé.

3-4-5- Pénétration des AMASCO

La proportion des adhérents des AMASCO en rapport avec l'effectif de la population desservie permet d'appréhender d'une part le niveau d'atteinte des cibles et d'autre part le degré d'accessibilité des populations aux soins de santé par l'entremise du projet.

Tableau n° 16 : Taux de pénétration des AMASCO

Villages	Effectif de la Population (recensement 2002)	Total des adhérents	Taux de pénétration des AMASCO (en %)
Dovogon	980	186	18,97
Hadagon	637	128	20,09
Setto	5172	375	7,25
Avogbannan	1561	218	13,96
Gbozoun 1	931	443	47,58
Tokanmey-Kpodji	1021	285	27,91
Kpévidji	1711	203	11,88
Dogohoué	848	408	48,11
Azonmè	879	222	25,25
Total	**13 740**	**2 468**	**17,96**

Source : Nos investigations, 2010

Graphique n° 4: Pénétration des AMASCO

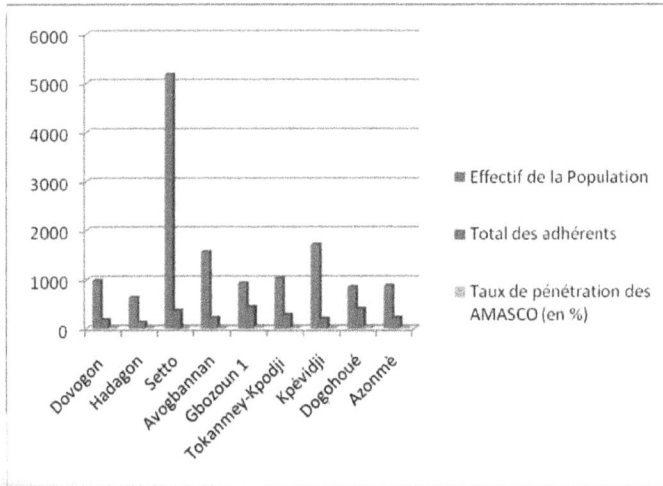

Source : Nos investigations, 2010

Le taux de pénétration des AMASCO reste encore faible après trois années de mise en œuvre du projet. Avec une moyenne de 17,96%, le taux de pénétration des associations est variable d'un village à un autre (7,25 à Setto et 48,11% à Dogohoué). Les meilleurs taux de pénétration sont observés dans les localités de petite taille démographique. On pourrait en déduire que les messages de sensibilisation ont plus d'effet si la population couverte est réduite.

Le faible ancrage dans la sphère des AMASCO s'explique aussi par la faible capacité de mobilisation de nouveaux adhérents par l'équipe du projet, la faible fonctionnalité des sous-comités mis en place au niveau des hameaux et qui ont pour rôle de sensibiliser les populations relevant de leur territoire afin qu'elles adhèrent à l'association.

Eu égard à ce qui précède, le CBDIBA doit appuyer les associations dans l'élaboration et la mise en œuvre d'un plan de communication et de développement des AMASCO. Ce plan doit définir des stratégies claires et applicables permettant une meilleure efficacité de l'intervention et surtout faire dissiper les perceptions socio- culturelles qui entravent l'expansion des associations à travers des séances de sensibilisation et de conscientisation. Le CBDIBA en tant que promoteur devra réorganiser ses animateurs sur le terrain en tenant compte du découpage des grosses agglomérations. En effet, le découpage des grosses agglomérations en de petites zones facilement maîtrisables par les animateurs est une démarche envisageable pour toucher toutes les couches de la population.

En clair, l'accessibilité des soins de santé requiert une utilisation effective des services de santé par les populations, une disponibilité des soins de qualité, un élargissement de la gamme des maladies prises en charge par les AMASCO et une forte adhésion des populations au système.

Photo n°2 : L'une des bénéficiaires de l'AMASCO de Dogohoué prise en charge lors de l'accouchement

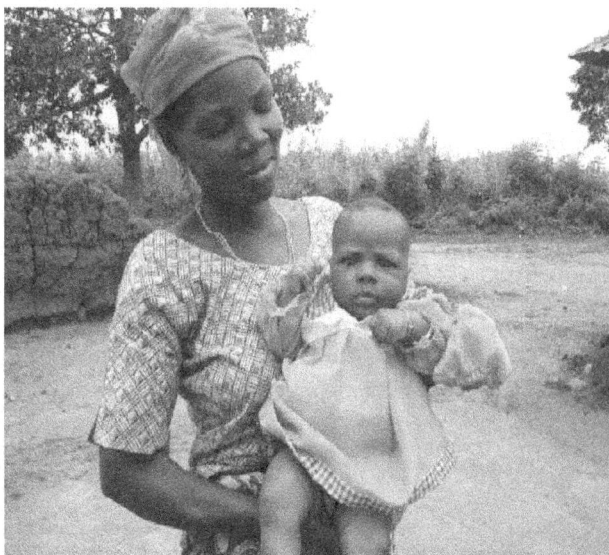

Source : Photo WEWE Daniel, 2010

4- IMPLICATION DES RESULTATS EN TERME DE DEVELOPPEMENT LOCAL ET DE GESTION DES PROJETS

4-1- Implications des résultats en terme de développement local

Les investigations dans le cadre de la présente recherche ont montré que les structures de micro-assurance pour la santé communautaire ont pu, grâce à leur dynamisme, faire adhérer les populations pauvres à un dispositif de prise en charge de soins de santé. L'expérience est novatrice et demeure une initiative de financement et d'accessibilité des couches vulnérables aux soins de santé. Ces structures contribuent à l'extension et au renforcement des systèmes de protection sociale. Ainsi, en répondant aux besoins variés des différents groupes sociaux, les prestations proposées par ces structures de micro-assurance notamment le projet AMASCO s'inscrivent selon Letourmy, Pavy-Letourmy (2005) dans «un système décentralisé de protection sociale».

Le projet AMASCO offre ainsi aux communautés les plus démunies l'opportunité de mutualiser leurs risques afin de bénéficier des soins de santé. Ce qui renforce le niveau de solidarité locale et de cohésion sociale. En mettant en place ce mécanisme de sécurisation communautaire, le projet s'inscrit parfaitement dans la dynamique de la prise en compte des besoins des populations dans le domaine de la santé. L'analyse du lien entre activités du projet et besoins sanitaires est assez significative à cet effet.

Le projet a créé de la valeur ajoutée aux populations pour la mobilisation de financement local nécessaire à la prise en charge des soins de santé dans les villages d'intervention. Ce qui constitue un acquis important dans le dispositif de sécurisation communautaire.

Dès lors, le projet AMASCO est une véritable initiative de proximité qui promeut les conditions nécessaires au développement sanitaire des populations et s'inscrit dans les actions des Plans de Développement des Communes concernées. Il prend donc en compte la proximité géographique de l'offre de soins qui est un facteur important de l'accessibilité.

Cependant, les efforts des structures de micro-assurance communautaire sont demeurés relativement faibles au regard de l'ampleur des attentes des populations en matière de prise en charge des soins de santé. Les mécanismes mis en place par ces structures de micro-assurance notamment le Projet AMASCO, ne permettent pas de mobiliser et de garantir des financements communautaires consistants capables de produire des effets significatifs pour une accessibilité durable des soins de santé. L'accessibilité des soins de santé tant prôné par le projet demeure faible. En effet, sur une population totale de 13.470 habitants pour l'ensemble des neuf villages ciblés par le projet, 2.468 personnes soit 17,96% seulement sont couverts par l'assurance maladie communautaire.

4-1-1- Suggestions / recommandations

4-1-1-1 A l'endroit des populations

Les cas de maladie qui ont généralement emporté les patients sont ceux qui n'ont pas été référés dans les centres de santé à temps. Pour cela, les populations doivent faire un recours systématique aux centres de santé dès que les premiers symptômes de la maladie se manifestent. Ce recours aux centres de santé suppose le paiement régulier des cotisations, gage d'une prise en charge des soins. En outre, elles ont l'obligation de participer aux activités des associations.

4-1-1-2- A l'endroit du promoteur des AMASCO (CBDIBA)

Le CBDIBA doit élaborer et mettre en œuvre un plan de communication afin de favoriser l'organisation des séances de sensibilisation et de conscientisation en direction des populations pour une meilleure adhésion à l'AMASCO. Il urge également d'organiser des formations spécifiques aux bénéficiaires des micro-crédits et d'assurer le suivi rigoureux de ceux-ci pour une atteinte optimale des résultats du projet. Enfin, dans un contexte national caractérisé par le développement des mutuelles de santé, le passage de la micro-assurance à une mutuelle de santé s'impose pour assurer une vitalité et une viabilité financières des associations et élargir la gamme de maladies à prendre en charge.

4-1-1-3 A l'endroit des prestataires de soins

Les prestataires doivent améliorer l'accueil et assurer une meilleure qualité des soins aux patients. L'une de leurs fonctions régaliennes est de garantir une prise en charge psychologique aux patients tout en évitant les ruptures de médicaments, les surfacturations et les sur prescriptions médicales.

4-1-1-4 A l'endroit de l'Etat et des partenaires au développement

Les structures de micro-assurance de santé communautaire nécessitent d'être accompagnées par l'Etat ainsi que les partenaires au développement en vue d'une plus large vulgarisation et une subvention de l'initiative afin que les couches les plus défavorisées puissent bénéficier d'une protection sociale appropriée. De la même manière, le cadre juridique et institutionnel de ces structures doit être élaboré pour une meilleure visibilité de leurs interventions sur le terrain et leur reconnaissance légale en tant qu'associations disposant de statut particulier.

4-1-2- Pistes de recherches futures

Il est nécessaire de réaliser des études scientifiques complémentaires afin de cerner les aspects qui n'ont pas été abordés dans la localité notamment :

1- l'impact des structures de micro-assurance communautaire sur l'accessibilité de la population aux services de santé ;

2- les mécanismes de mise en place d'une micro-assurance aux plus pauvres ;

3- le dispositif d'opérationnalisation des prestations de soins de qualité dans les formations sanitaires.

La réalisation de ces études permettra de mieux appréhender les conditions nécessaires au développement des structures de micro assurance dans la zone.

4-2- Implications des résultats en terme de gestion des projets

La gestion d'une structure de micro assurance implique la mise en place d'un personnel spécifique, qualifié et rompu à la tâche. Dans le cadre de la mise en œuvre du projet AMASCO, le profil du personnel mis en place ne correspond pas à cette spécialisation qui est quand même importante pour apporter des appuis conseils judicieux non seulement aux populations mais aussi au projet dans la prévention et la gestion des risques.

De la même manière, l'analyse de la cohérence entre les activités et les problèmes sanitaires des populations révèle divers niveaux de corrélation. Les relations moyennement corrélées laissent entrevoir quelques insuffisances dans la conduite rigoureuse de la phase de planification du projet. Ce qui se traduit par une inadéquation entre les problèmes identifiés et les aspirations sanitaires des groupes cibles. Or, pour optimiser les chances de réussite du projet, cette analyse préliminaire est déterminante pour la prise en compte de tous les besoins sanitaires réels et ressentis par les populations concernées. Si cette étape était respectée, le projet souffrirait moins, au cours de la phase de mise en œuvre, d'insuffisance d'engagement, et de participation de toutes les couches sociales et faciliterait une appropriation des actions à terme.

La mobilisation du financement pour les soins de santé par les populations relativement pauvres se conçoit comme une volonté manifeste des acteurs communautaires d'assurer la gestion de leur situation sanitaire. Mais cette gestion sanitaire par les acteurs villageois requiert des préalables notamment une maîtrise de tous les contours de la micro-assurance santé que ce soit dans sa conception, son fonctionnement que dans sa mise en œuvre.

Enfin, l'accessibilité aux soins de santé reste encore limitée par les perceptions socio-anthropologiques de la maladie. Des actions hardies doivent être engagées afin que l'image des AMASCO ne sombre pas dans cette conception négative du dispositif de sécurisation sanitaire des couches défavorisées.

4-2-1- Suggestions / recommandations

4-2-1-1- A l'endroit du CBDIBA

La gestion d'une association de micro-assurance santé exige des compétences spécifiques dans le domaine. C'est pourquoi, le recrutement des ressources humaines qualifiées est donc nécessaire pour atteindre les résultats escomptés. Pour ce faire, le CBDIBA doit, s'il s'attend à des résultats probants, recruter des agents de terrain dont le profil et les qualifications sont en rapport avec leur poste. Il devra aussi adopter systématiquement une démarche de planification par objectif (PPO) dans le cadre de l'élaboration de tous ses projets et programmes de développement. Dans l'optique de donner un nouvel essor aux associations, le CBDIBA doit développer une stratégie de communication pour endiguer les perceptions socio-anthropologiques sur la maladie qui demeurent de véritables goulots d'étranglement pour le projet.

Enfin, CBDIBA doit élaborer un plan d'autonomisation pour les AMASCO ; car la présence pendant une longue durée dans les associations peut créer la dépendance.

4-2-2- Pistes de recherches futures

Des investigations doivent être menées sur :

1- le système de gestion d'une structure de micro-assurance santé communautaire ;

2- l'approche socio-anthropologique de la maladie en milieu rural.

Tableau n° 17: Synthèse de la recherche

Hypothèses	Objectifs spécifiques	Questions de recherche	Approches méthodologiques	Techniques	Outils utilisés	Résultats obtenus
1-Il y a une cohérence entre les activités du projet et les besoins de la population en matière de santé	Apprécier le niveau de cohérence entre les activités du projet et les besoins de la population en matière de santé	Quel est le degré d'intensité des relations entre les activités du projet et les besoins de la population en matière de santé ?	Analyse qualitative et quantitative	Questionnaire -Entretiens -Observation	Questionnaire -Guide d'entretien -Grille d'observation	Les activités du projet cadrent parfaitement avec les besoins sanitaires des populations cibles
2-La contribution des structures de micro-assurance communautaire au financement des soins de santé est inférieure à la moitié des besoins.	Déterminer le niveau de contribution des structures de micro-assurance communautaire au financement des soins de santé	Quel est le niveau de contribution des structures de micro-assurance communautaire au financement des soins de santé ?	Analyse qualitative et quantitative	Questionnaire Entretiens Observations	Questionnaire Guide d'entretien Grille d'observations	Les structures de micro-assurance communautaire ont une part de financement relativement faible dans les soins de santé
3- Plus de 80% de la population ont accès aux soins de santé via le projet	Idem	Quel est le niveau d'accessibilité des populations aux soins de santé ?	Analyse qualitative et quantitative	Questionnaire Entretiens Observations	Questionnaire Guide d'entretien Grille d'observations	17,96% de la population du projet ont accès aux soins de santé

Conclusion

- **Synthèse des résultats**

Au regard de l'analyse faite sur l'hypothèse n° 1, il ressort qu'il existe une corrélation entre les activités du projet et les besoins sanitaires des bénéficiaires. Quoique cette corrélation ne se manifeste pas avec la même intensité, elle traduit les aspirations des populations dans le domaine de la prise en charge des soins de santé.

Les investigations menées dans le cadre de l'hypothèse n° 2 montrent que le taux de recouvrement des cotisations est insuffisant et ne permet pas un financement conséquent et régulier des soins de santé, étant entendu que les cotisations constituent la principale source de financement des soins. Au regard de la disponibilité financière des associations, seulement 13,64% des dépenses médicales sont consacrées aux soins de santé. Ce qui restreint l'accessibilité des soins de santé par les populations.

Dans ce cadre, l'accessibilité des soins de santé requiert une utilisation effective des services de santé par les populations, une disponibilité des soins de qualité, un élargissement de la gamme des maladies prises en charge par les AMASCO et une forte adhésion des populations au système. Cette accessibilité doit aussi être facilitée par l'opérationnalisation du dispositif de prise en charge prévu par le CBDIBA à savoir qu' « après une année de fonctionnement, l'AMASCO prend en charge 10 à 20% du coût des prestations maladies ».

- **Portée des résultats**

A la lumière des résultats de l'étude portant sur la contribution des structures de micro-assurance au financement et à l'accès des soins de santé : cas du projet AMASCO, il apparaît que:

- Il y a une cohérence entre les activités du projet et les besoins de la population en matière de santé ;

- La contribution des structures de micro-assurance communautaire au financement des soins de santé est inférieure à la moitié des besoins ;

Sur les trois hypothèses formulées, une   reste   encore loin d'être   vérifiée à savoir :
« Plus de 80% de la population ont accès aux soins de santé via le projet ». L'analyse des
données statistiques montrent bien que seulement 17,67% de la population ont effectivement
accès aux soins de santé. Ce qui reste faible mais pas négligeable et marque quand bien même
le départ d'une prise de conscience collective pour la prise en charge communautaire des
soins de santé au Bénin.

Dans le cadre de la mise en œuvre du projet AMASCO, les cotisations des membres ne
garantissent pas à long terme, une   certaine pérennité de l'offre de soins. C'est ce qui a
conduit à une limitation de la gamme de maladies à prendre en charge par les associations.
Malheureusement la non couverture de toutes les maladies communautaires a entraîné une
démotivation des adhérents qui ne trouvent plus d'intérêt à cotiser. Dès lors, les populations
adhérentes doivent régulièrement souscrire à leurs cotisations pour pouvoir bénéficier de soins
de santé adéquats alors que les associations ont l'obligation de veiller à une offre de soins de
qualité à leurs membres et d'étendre la prise en charge à d'autres maladies.

Aussi, la micro-assurance communautaire telle que mise en œuvre par le CBDIBA à
travers le Projet AMASCO a-t-elle facilité la mise en place d'un dispositif de participation des
populations au développement de la prise en charge des soins de santé. La participation vise
l'appropriation du développement sanitaire par les communautés, telle qu'elle est définie par
le CSBE (2001) pour qui « l'appropriation consiste, pour une communauté, à pouvoir régler
les problèmes qu'elle estime les plus importants en appliquant les solutions qu'elle juge les
mieux adaptées ». L'intervention en développement des communautés se caractérise donc par
l'*empowerment* communautaire qui vise à rendre les communautés acteurs et sujets de leur
développement (et non objet) en les habilitant à faire des choix, à prendre des décisions et à
passer à l'action dans le but d'exercer un meilleur contrôle sur leur devenir sanitaire.

Cette intervention se caractérise aussi par la concertation et le partenariat rendus
nécessaires par la complexité des problèmes auxquels sont confrontées les communautés
locales. Ces problèmes sont évidemment liés aux logiques stratégiques et les représentations
propres aux adhérents qui expliquent qu'elles ne recourent pas au système tel que le souhaite
le promoteur du projet. Ainsi donc, le paiement des cotisations, les logiques d'épargne,

l'offre de soins, la disponibilité des médicaments, les représentations de la maladie et la non prise en charge de toutes les maladies constituent des éléments explicatifs du financement et de l'accessibilité des soins de santé.

Ces caractéristiques de l'intervention sont compatibles avec le rôle que le CBDIBA entend jouer auprès des communautés rurales en ce qui concerne le développement de leurs communautés : soutenir le processus d'empowerment des collectivités locales. Cette stratégie suppose l'engagement des acteurs locaux et des collectivités locales, le recours à l'approche communautaire et le partenariat avec les structures sanitaires publiques.

L'analyse des structures de micro-assurance révèle que le financement est un facteur déterminant pour l'accès des soins de santé et donc d'amélioration des conditions de vie des populations les plus démunies. Ce qui suppose l'allègement du poids du financement de la santé aux franges des populations les plus démunies et l'amélioration de l'accès à des soins de santé de qualité. Toutefois, un tel système semble aujourd'hui prématuré parce que nombre d'Etats d'Afrique au sud du Sahara ne disposent pas de ressources nécessaires pour mettre en œuvre cette politique sanitaire.

REFERENCES BIBLIOGRAPHIQUES

1. ALBERT (I.), 1993, *Des femmes, une terre une nouvelle dynamique sociale au Bénin*, Harmattan, Paris, 152p.

2. CBDIBA, *Rapports d'activités 2008 et 2009 du CBDIBA*

3. DUBOST J., 1987, *L'intervention psychosociologique*, Paris, Ed. PUF,

4. DUMAS (B.), SEGUIER (M), 1999, *Construire des actions collectives, Développer des solidarités*, 2ᵉ édition Chroniques sociales,

5. HENDERSON P., Thomas D.N., 1986, *Savoir-faire en développement social local*, Paris, Ed. L'Harmattan,.

6. LEBRET (J.), 1961, *Dynamique concrète du développement*, Paris, Ed. Ouvrières

7. OLIVIER (de) SARDAN (J.-P.), 1995, *Anthropologie et Développement : Essai en socio-anthropologie du changement social*, Edition KARTHALA, Paris, 221 p.

8. TALON (H.) et al, 2001, *Femme et développement- la microfinance, accès et gestion*, Cotonou, *la collection joie d'entreprendre*, Editions Ruisseaux d'Afrique, 92p.

9. NEUBERT (D.), 1997, *Transition services for students with significant disabilities and community setting*, Pro-Ed, Inc-

10. NOUHOUAYI Albert, 1985, *Vers une nouvelle philosophie du développement en Afrique noire*, Nouvelles Editions Africaines, Paris.

11. KETELE Jean Marie, Xavier ROEGIERS, 1991, *Méthodologie du recueil d'informations : fondements des méthodes d'observation de questionnaires, d'interviews et d'étude de documents*, Ed. De Boeck, 215 p

12. MUSITU L.,1998, *Les Organisations Non Gouvernementales sont-elles acteurs de développement en milieu rural urbain ?* Ed. PUF,

13. République du Bénin, 2007, *Stratégie de Croissance pour la Réduction de la Pauvreté* (SCRP) 2007-2009, 163 P.

14. Audibert, M., Mathonnat, J. et de Roodenbeke, E., 2003, *Le financement de la santé dans les pays d'Afrique et d'Asie à faible revenu*, Edition Karthala, Paris.

15. Atim, C., 1996, Vers une meilleure santé en Afrique. Etude comparée du financement communautaire et de la mutualité, Solidarité Mondiale, Alliance nationale des Mutualités chrétiennes, Cotonou.

16. Letourmy, A., Pavy-Letourmy, A., 2005, *La micro-assurance santé dans les pays à faible revenu*, Agence Française de Développement, Notes et documents n° 26, Paris.

17. Louvain Développement, 2005, *12 ans de présence en Afrique, Rapport d'activités 2005*, Louvain Développement, Cotonou ;

18. PNUD, 2007, *Rapport National sur le Développement Humain Durable au Bénin*

19. République du Bénin, *Enquête Démographique de Santé, 1995*, Macro international. Inc

20. Sanders, D., 2004, « *Les soins de santé primaire* » depuis Alma-Ata : propositions pour une revitalisation, in Alternative Sud, 2004, *Les obstacles à la santé pour tous* ». Centre Tricontinental, Louvain-la-Neuve et Editions Syllepse, Paris.

21. Schoumaker, B., Tabutin, D., 2004, *La démographie de l'Afrique au Sud du Sahara des années 1950 aux années 2000. Synthèse des changements et bilans statistiques*, in Population, Paris, PP. 521-622

22. Nyssens, M., Ngongang, I., Wélé, P., 2007, *La régularisation des mutuelles de santé au Bénin*, GRAP/OSC, Louvain-la-Neuve

23. J. Jütting et D. Drechsler, 2001, *Private Health insurance for the poor in developing country*, OCDE Policy Insights N° 11

24. GTZ, 2005, *Social Health insurance , a contribution to the international development policy debate on universal systems of social protection*

25. Social Watch, 2007, *Report: In dignity an rights, making the universal rights to social security a reality*

26. Sawadogo, A., 2001, *L'Etat post colonial africain (la chaussure sur la tête)*, Louvain-la-Neuve, institut d'études de développement

27. Weil, O., J-P. Foirry, M. Garenne et B. Zanou, 2003, *Les problèmes d'accessibilité des services de santé en Côte d'Ivoire : résultats d'une enquête sur les facteurs d'utilisation*, in M. Audibert, 2003, *Le financement de la santé dans les pays d'Afrique et d'Asie à faible revenu*, Karthala,

28. Soriano, E. S. et al, *Attitude vis-à-vis de la solidarité, du risque et de l'assurance en milieu rural aux Philippines*, in D. Dror et A. S. Preker, 2003, *Réassurance sociale, stabiliser les micro-assurances santé dans les pays pauvres*, Eska,

29. Belorgey, J.-M, 2001, *Contre la discrimination ou l'exclusion à raison de la santé, risques n° 45*

30. Fonteneau, B., 2003, *Les défis des systèmes de micro-assurance santé en Afrique de l'Ouest. Cadre juridique, environnement institutionnel, fonctionnement et viabilité*, Hoger instituut, voor de arbeid, leuven

31.   BIT, USAID, GTZ, ANMC, 1998, *Stratégies d'appui aux mutuelles de santé en Afrique, Plate-forme d'Abidjan*. Plateforme d'Abidjan

32. Boubou C., Luchini S., Moatti J.P, 2003, *Les effets des politiques de recouvrement des coûts sur la demande de soins dans les Pays en Développement: les raisons de résultats contradictoires,* GREQAM, Ecole des Hautes Etudes en Sciences Sociales Universités d'Aix-Marseille II et III ;

33.   STEP-BIT-CIDR, 2001, *Guide de suivi et d'évaluation des systèmes de micro-assurance santé, Tome 1 : Méthodologie.* Bureau international du travail; Genève.

34. OMS : 2006, *Statistiques sanitaires mondiales,* Editions OMS, Genève

35. PNUD, 2005, *Rapport mondial sur le développement humain 2005,* Editions Economica, Paris

36. République du Bénin, 2007, *Stratégie de Croissance pour la Réduction de la Pauvreté* (SCRP) 2007-2009, 163 P.

37. PNUD, 2001, *Rapport National sur le Développement Humain Durable au Bénin,* 149 p

ANNEXES

ANNEXE 1 : QUESTIONNAIRE MENAGE

NUMERO DU QUESTIONNAIRE (NE RIEN ECRIRE ICI) /_/_/_/

Section 1 : Identification				
N°	Questions	Réponses	Code	Saut
101	Identification Interview N°		/_/_/_/	
102	Nom de l'Enquêteur -- ----		/____/	
103	Date de l'entretien	/_/_/ /_/_/ /_/_/	/__/	
104	Département	1=Atlantique; 2=Couffo; 3=Zou		
105	Commune	1 =Toffo ; 2=Allada ; 3=Lalo ; 4=Klouékanmè ; 5=Aplahoué ; 6=Zogbodomey ; 7=Agbangnizoun	/_/	
106	Site	1=Azonmè ; 2= Zounlèdji, 3= Dovogon ; 4= Gbozoun 1 ; 5= Kpévidji ; 6= Tokanmè-Kpodji, 7= Dogohoué, 8= Avogbana- 9=Setto	/_/	
Section 2 : Caractéristiques socio-démographiques de l'enquêté				
201	Sexe de l'enquêté (1.Masculin, 2.Féminin)		/_/	
202	Statut social de l'enquêté dans le ménage	1=Chef d'un ménage, 2=Femme du chef ménage , 3=Enfant adulte	/_/	

203	Statut social de l'enquêté dans le quartier	1=Chef de quartier ; 2=Chef traditionnel de quartier (ou Dah) ; 3=Autre dignitaire du quartier 4=Responsable des femmes 5=Responsable des jeunes 6=Chef sécurité 9=Autre	/__/	
204	Quel âge avez-vous ?		/__/__/	
205	Quel est le plus haut niveau d'étude que vous avez atteint ?	0=N'a pas été à l'école ; 1=Primaire ; 2=Secondaire cycle I ; 3=Secondaire cycle II ; 4=Supérieur	/__/	
206	Avez-vous fait un apprentissage/formation professionnelle ?	0=Aucun ; 1=menuiserie ; 2=bâtiment ; 3=mécanique ; 4=autre métier auto ; 5=couture/taillerie ; 6=coiffure ; 7=Autre à préciser)	/__/	
207	Quelle est votre principale occupation actuelle ?	0=Sans emploi ; 1=Ménagère ; 2=Commerçant (e) ; 3=Agriculteur (trice) ; 4=Mécanique 2 roues ; 5= Mécanique auto ; 6=Bâtiment ; 7=Coiffure ; 8=Couture ; 9=Salarié du secteur privé ; 10=Fonctionnaire d'Etat ; 11=Agent de collectivité ; 12= Autre (à préciser)	/__/__/	
208	Quelle est votre seconde occupation actuelle ?	0=Sans emploi ; 1=Ménagère ; 2=Commerçant (e) ; 3=Agriculteur (trice) ; 4=Mécanique 2 roues ; 5= Mécanique auto ; 6=Bâtiment ; 7=Coiffure ; 8=Couture ; 9=Salarié du secteur privé ; 10=Fonctionnaire d'Etat ; 11=Agent de collectivité ; 12= Autre (à préciser)	/__/__/	
209	Quelle est votre religion ?	1=Traditionnelle/animiste ; 2=Catholique ; 3=Protestante ;	/__/	

		4=Musulmane ; 5=Autre chrétien ; 6=Sans religion			
210	Quel est votre statut matrimonial ?	1=Marié (e) polygame; 2.Marié (e) monogame; 3=Veuf (ve) ; 4= ;.Divorcé (e)/Séparé (e) ; 5=Célibataire	/_/		
211	Quel est votre groupe socioculturel d'appartenance ?	1=Fon ; 2=Mahi ; 3=Yoruba ; 4=Adja ; 5=Nagot ; 6=Kotafon ; 7=Sahouè ; 8=Ouatchi ; 9=Pédah ; 10=Autres	/_/_ /		

Section 3 : Les principales maladies et leur incidence

	Pourquoi avez-vous adhéré aux AMASCO ?				
212	Quels sont les problèmes de santé du village ?				
213	Selon vous, quelles sont les maladies rencontrées dans le milieu ?				
214	Parmi ces maladies, lesquelles sont les plus fréquentes ?				
215	Quel est le rythme de fréquence de ces maladies ?				
216	A votre avis, laquelle est la plus fréquemment rencontrée?				
217	Laquelle est prioritaire?				

Section 4 : Besoins sanitaires des populations

18	Quels sont vos différents besoins ?			
	Ces besoins sont-ils en adéquation avec les	0= Non ; 1= Oui		

19	activités du projet ?			
	Si oui comment expliquez-vous le lien ?			
	Quels sont vos recours thérapeutiques en cas de maladie ?	1-Centre de santé ; 2-Automédication ; 3-Guérisseurs traditionnels ; 4-religions modernes		
	Quelles appréciations faites-vous de chaque recours ?	1-très bonne ; 2-bonne ; 3-Passable ; 4-Médiocre		
	Est-ce qu'il y a un centre de santé dans votre village ?	0=Non ; 1= Oui		
	Si Oui, est-ce que vous le fréquentez en cas de maladies ?	0=Non ; 1= Oui	/_/	
	Quelle est la distance qui sépare le centre de santé de votre village?			
	Comment appréciez-vous cette distance ?	1-pas longue ; 2-longue, 3-trop longue		
	Etes-vous satisfaits des prestations fournis par les centres de santé ?	0=Non ; 1= Oui		
	Est-ce que le projet a permis d'améliorer vos conditions sanitaires ?	0=Non ; 1= Oui	/_/	
	Si oui, comment ?		/_/	
	Si non, comment l'améliorer ?		/_/_/	
	Quelles sont vos attentes non encore satisfaites par le projet ?			
	Section 5: Financement des soins de santé			
	Quelles sont les activités économiques que vous développez dans le village?			
	Ces activités vous permettent-elles de satisfaire vos besoins fondamentaux ?	0=Non ; 1= Oui		

Si oui, lesquels ?			
Si non pourquoi ?			
Comment financez vous vos soins de santé ?			
Le mode de financement actuelle, vous convient-il ?			
Selon vous, y a-t-il une contribution du projet dans le financement de vos soins de santé ?	0= Non ; 1= Oui		
Si oui, quelle est la proportion ?			
Comment appréciez-vous la prise en charge des maladies ?			
Quelles appréciations faites-vous des soins offerts par les centres de santé ?			
Quelles sont les difficultés liées à la mobilisation des cotisations ?			
Quelles solutions préconisez-vous pour résoudre ces difficultés?			
Pensez-vous que le projet vient en aide aux populations ?			
Pensez-vous que le CBDIBA a fait ce qu'il a promis de faire avec le projet AMASCO ?			
Si Non, Pourquoi ?	0= Non ; 1= Oui		
Que disent les villages environnants de votre village ?			
Est-ce qu'il y a eu des moments où vous avez senti un blocage du projet en raison d'une présence insuffisante ou d'un manque d'appui du personnel du projet ?			

Si oui, racontez-nous brièvement le cas ?	0= Non ; 1= Oui		
Section 5 : Fonctionnement des différents organes			
En quelle année les différents organes ont-ils été formés ?		/__/__/__/__/__/	
Ces organes sont-ils toujours opérationnels ?	0= Non ; 1= Oui		
Si Non, expliquez pourquoi ?			
Combien de membres compte chaque organe ?			
Combien d'hommes peut-on retrouver dans ces organes ?			
Combien de femmes peut-on retrouver dans ces organes ?			
Comment peut-on devenir membre du comité ?			
Quel est le niveau de présence des membres du comité aux réunions ?			
Peut-on noter une influence des autorités locales (chef village, chef arrondissement) ou des responsables du projet dans la désignation des membres du comité ?			
Que fait réellement le comité pour le développement sanitaire du village ?			
Devait-on attendre le projet AMASCO pour faire cela ?	0= Non ; 1= Oui		
Quels sont les succès ou forces enregistrés par le le projet ?			
Quels sont les échecs ou faiblesses enregistrés par le le projet ?			
Section 6 : Participation des populations aux soins de santé			

Qu'est ce que le comité a fait pour mobiliser la communauté autour du projet ?			
Quelles étaient les principales difficultés à mobiliser la communauté et obtenir leurs contributions ?			
Quels sont, selon vous, les avantages de la communauté à s'impliquer dans la mise en œuvre du projet ?			
Est-ce que vous vous acquittez régulièrement de votre cotisation ?			
Si Oui, à quand remonte votre dernière cotisation ?			
Connaissez-vous le coût du micro projet auquel vous avez contribué ? si oui, notez le coût !			
Selon vous, qu'est-ce que le projet AMASCO n'a pas fait et qui vous semble important ?			
Entre arrêter ou continuer le projet, lequel choisirez-vous?	1=Arrêter ; 2=Continuer		
Pourquoi ?			
Si le projet AMASCO devait continuer, quels seront vos recommandations ?			
Etes-vous satisfaits du projet ?	0= Non ; 1= Oui		
Si Oui, comment ?			

ANNEXE 2 : GRILLE D'OBSERVATION

Différents acteurs du projet

Type de relations entre les différentes catégories d'acteurs (adhérents, prestataires de soins, les différents organes des AMASCO, la population, élus locaux, etc.)

Mode de participation des acteurs par rapport à la mise en œuvre du projet

Mode de prise en charge des soins de santé

Perceptions des acteurs sociaux par rapport au projet

Accueil des participants dans les formations sanitaires

Formes d'organisation des communautés bénéficiaires :

Avant le projet

Pendant le projet

Difficultés rencontrées dans la mise en œuvre du projet

Autres (préciser)

ANNEXE 3 : GUIDE D'ENTRETIEN

Quelles sont les forces et les faiblesses du projet AMASCO ?

Quelles sont les principaux problèmes de santé dans la zone d'intervention du projet ?

Quels sont les besoins prioritaires identifiés au démarrage du projet AMASCO ?

Lequel est prioritaire ?

Comment ces besoins ont été identifiés ?

Parmi les besoins identifiés, lesquels ont été satisfaits ?

Qu'est-ce qui a favorisé la satisfaction de ces besoins ?

Lesquels n'ont pas été satisfaits et pourquoi ?

Comment est assurée la prise en charge des soins de santé ?

Quels sont les différents acteurs communautaires et comment contribuent-ils à l'atteinte des objectifs du Projet ?

Comment ces acteurs participent à la mise en œuvre du projet ?

Quelles sont les implications du projet sur les populations et leur environnement ?

Quelles sont les difficultés liées à la mise en œuvre du projet ?

Comment résoudre ces difficultés ?

TABLE DES MATIERES	
Sommaire	2
Dédicace	3
Remerciements	4
Liste des sigles et acronymes	5
Liste des tableaux	7
Liste des graphiques	8
Liste des diagrammes	8
Liste des photos	8
Résumé de l'étude	9
Introduction	10
I- Cadre institutionnel de l'étude	12
1-1- Organisation et fonctionnement des AMASCO	12
1-2- Présentation du dispositif d'accueil pour le stage au sein du projet	15
1-2-1 Cahier de charge du service et travaux confiés au stagiaire	15
1-2-2- Diagnostic des problématiques au niveau du service d'accueil	15
1.2-2.1. Identification des acquis, forces et des faiblesses du projet	16
1.2.2.2. Forces du projet	16
1.2.2.3 Faiblesses ou limites du projet	17
1.2.3- Hiérarchisation des problématiques, analyse et choix de la problématique dominante	19
1.3. Analyse et Justification de la problématique dominante	23
II- Cadre théorique et méthodologique de la recherche	25
2-1-Cadre théorique	25
2-1-1- Problématique de recherche	25
2.1.1.1 Spécification de la problématique	25
2.1.1.2 Objectifs de recherche	28
2.1.1.3 Hypothèses de recherche	29
2,1-2- Revue de littérature	29
2.1.2.1 Etat des connaissances sur la contribution de la micro-assurance au financement des soins de santé	29
2.1.2.2 Situation sanitaire en Afrique subsaharienne	34
2.1.2.3 Situation sanitaire au Bénin	36
2.1.2.3.1 Situation de la morbidité et de la mortalité	36
2.1.2.3.3 Système de santé au Bénin	38
2.1.2.3.4 Financement de la santé au Bénin	38
2.1.2.3.5 Emergence de la micro-assurance au Bénin	39
2-1-2-4- Clarification conceptuelle	40
2-2- Cadre méthodologique	43

2-2-1- Méthode de collecte de données	43
2-2-2- Zonage	43
2.2.3- Description de la zone d'intervention du Projet	43
2.2.3.1 Caractéristiques de la population à l'étude	43
2.2.3.2 GROUPES CIBLES ET ECHANTILLONNAGE	45
2.2.3.2.1 Les groupes ciblés dans la population à l'étude	45
2.2.3.2.2 Echantillonnage	46
2.2.2.3 Techniques et outils de collecte des données	47
2.2.1.4 Recherche documentaire	49
2.2.1.5. Nature de l'étude	50
2.2.2 Méthodes d'analyse des données	50
2.2.2.1 Exploitation et traitement des données	50
2.2.2.2 Instruments de vérification des hypothèses de recherche	51
III- Présentation et analyse de résultats	52
3-1- Analyse des principaux problèmes de santé dans la zone d'intervention du projet	52
3-2- Analyse de la relation des activités du projet AMASCO par rapport aux problèmes sanitaires des bénéficiaires	56
3-2-1 Analyse des liens entre les activités et les besoins sanitaires	56
3-2-2- Liens entre activités et problèmes sanitaires	58
3-3- Analyse du financement des soins de santé par les AMASCO	62
3.3.1 Régularité dans le paiement des cotisations	62
3.3.2 Appréciation de la proportion des dépenses médicales par rapport aux	65
3.3.3 Appréciation du ratio '' frais de fonctionnement / montant des cotisations''	67
3.3.4 Comparaison entre les recettes totales et les dépenses totales	68
3-4- Analyse de l'accessibilité aux soins de santé par le populations bénéficiaires	70
3.4.1 Localisation des centres de santé par rapport aux groupes cibles	70
3.4.2 Appréciation de la liste des maladies couvertes	72
3.4.3 Utilisation des soins sanitaires par les adhérents	73
3-4-4 Appréciation de la qualité des soins	76
3-4-5- Pénétration des AMASCO	78
IV- Implication des résultats en terme de développement et de gestion des projets	81
4-1- Implications des résultats en terme de développement local	81
4-1-1- Suggestions / recommandations	82
4-1-1-1 A l'endroit des populations	82
4-1-1-2- A l'endroit du promoteur des AMASCO (CBDIBA)	82
4-1-1-3 A l'endroit des prestataires de soins	82
4-1-1-4 A l'endroit de l'Etat et des partenaires au développement	83
4-1-2- Pistes de recherches futures	83

4-2- Implications des résultats en terme de gestion des projets	83
4-2-1- Suggestions / recommandations	84
4-2-1-1- A l'endroit du CBDIBA	84
4-2-2- Pistes de recherches futures	85
Conclusion	87
Références bibliographiques	90
Annexe 1	94
Annexe 2	101
Annexe 3	103

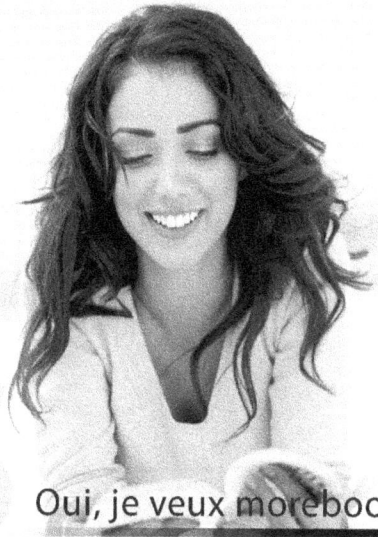

More Books!

Oui, je veux morebooks!

I **want** morebooks!

Buy your books fast and straightforward online - at one of the world's fastest growing online book stores! Environmentally sound due to Print-on-Demand technologies.

Buy your books online at

www.get-morebooks.com

Achetez vos livres en ligne, vite et bien, sur l'une des librairies en ligne les plus performantes au monde!
En protégeant nos ressources et notre environnement grâce à l'impression à la demande.

La librairie en ligne pour acheter plus vite

www.morebooks.fr

OmniScriptum Marketing DEU GmbH
Heinrich-Böcking-Str. 6-8
D - 66121 Saarbrücken
Telefax: +49 681 93 81 567-9

info@omniscriptum.com
www.omniscriptum.com

OMNIScriptum

www.ingramcontent.com/pod-product-compliance
Lightning Source LLC
Chambersburg PA
CBHW021117210326
41598CB00017B/1474